DU TRAITEMENT

DES

FRACTURES TRANSVERSALES
DE LA ROTULE

PAR

L'ARTHROTOMIE ET LA SUTURE OSSEUSE

AVEC

LES PROCÉDÉS ANTISEPTIQUES

PAR

Charles DIVERNERESSE

Docteur en médecine de la Faculté de Paris,
Ancien externe des hôpitaux,
Médaille de bronze de l'Assistance publique.

PARIS

A. PARENT, IMPRIMEUR DE LA FACULTÉ DE MÉDECINE

A. DAVY, successeur

52, RUE MADAME ET RUE MONSIEUR-LE-PRINCE, 14

1884

DU TRAITEMENT

DES

FRACTURES TRANSVERSALÉS
DE LA ROTULE

PAR

L'ARTHROTOMIE ET LA SUTURE OSSEUSE

AVEC

LES PROCÉDÉS ANTISEPTIQUES

PAR

Charles DIVERNERESSE

Docteur en médecine de la Faculté de Paris,
Ancien externe des hôpitaux,
Médaille de bronze de l'Assistance publique.

PARIS

A. PARENT, IMPRIMEUR DE LA FACULTÉ DE MÉDECINE
A. DAVY, successeur
52, RUE MADAME ET RUE MONSIEUR-LE-PRINCE, 14

1884

A MES PARENTS

A MES AMIS

A MON PRÉSIDENT DE THÈSE

M. LE PROFESSEUR GUYON.

Membre de l'Académie de médecine,
Chirurgien de l'hôpital Necker,
Chevalier de la Légion d'honneur.

A M. LE DOCTEUR MARTINEAU

Médecin de l'hôpital de Lourcine.

A M. MOUTARD-MARTIN

Membre de l'Académie de médecine,
Médecin de l'Hôtel-Dieu.
(Externat, 1880.)

A M. LE DOCTEUR GRANCHER

Professeur agrégé de la Faculté de médecine de Paris,
Médecin de l'hôpital Necker.
(Externat, 1881.)

A M. LE DOCTEUR LE DENTU

Professeur agrégé à la Faculté de médecine de Paris,
Chirurgien de l'hôpital Saint-Louis.

A MES MAITRES QUI L'ONT SUPPLÉÉ

M. LE DOCTEUR KIRMISSON

Professeur agrégé de la Faculté de médecine de Paris.

M. LE DOCTEUR FELIZET

M. LE DOCTEUR REGNIER

(Externat, 1883.)

———

A M. LUCAS-CHAMPIONNIÈRE

Chirurgien de l'hôpital Tenon.

A M. LE DOCTEUR POZZI

Chirurgien de l'hôpital Lourcine.

DU TRAITEMENT

DES

FRACTURES TRANSVERSALES DE LA ROTULE

PAR

L'ARTHROTOMIE ET LA SUTURE OSSEUSE

AVEC LES PROCÉDÉS ANTISEPTIQUES

INTRODUCTION.

Par la gêne et quelquefois même par l'impossibilité de la marche qui en résulte, les fractures de la rotule, cependant assez rares, se sont faites une place importante dans l'étude des affections osseuses. Plus que toutes les autres elles ont exercé et jusqu'à ce jour mis en défaut l'ingéniosité des chirurgiens.

Tous ont cherché à combattre cette impotence, mais suivant qu'ils en plaçaient la cause dans l'écartement des fragments, la raideur articulaire suite d'arthrite, ou l'atrophie du triceps, chacun proposait un traitement, un appareil nouveau ou tout au moins une modification à ceux déjà existants. Aussi, nombreux et variés sont les appareils, les machines et les moyens thérapeutiques indiqués comme traitement des fractures de la rotule.

Il nous a paru intéressant, en les passant rapidement en revue, de constater que tous ceux qui ont eu à lutter contre ce genre de fractures ont dirigé leurs efforts contre l'écartement des fragments. Et que les moyens que l'on emploie, à mesure que la science s'enrichit par l'expérience, tendent toujours à agir de plus en plus directement sur les fragments.

C'est qu'en effet, l'écartement des fragments causé par la rétraction du triceps fut le premier phénomène qui frappa les cliniciens; ce fut lui que l'on accusa de l'impotence consécutive. Pour le combattre, on chercha, on perfectionna les moyens capables de supprimer l'action des muscles antérieurs de la cuisse, et de favoriser ainsi la coaptation des fragments.

L'*extension simple* au moyen d'attelles et de gouttières est recommandée par Paul d'Egine.

Puis on eut recours, à l'*immobilisation indirecte des fragments*, et on a imaginé les différents moyens suivants :

1° La *pression circulaire* est faite par Albucassis vers le iv° siècle, à l'aide d'une attelle perforée à son centre et fixée par un bandage. On remplace l'attelle par un anneau de cuir, puis de fer tordu ;

2° La *pression parallèle* qui agit sur chaque fragment en pressant tranversalement par rapport à l'axe du membre. Vers 1730, Muschenbroek en fit usage le premier. Il se servait d'une gouttière en fer blanc, avec rebords latéraux percés de trous ; deux larges plaques concaves munies de rebords et de trous analogues à ceux de la gouttière, s'appliquaient l'une au-dessus, l'autre au-dessous de la rotule ; on les rapprochait et on les maintenait à l'aide de vis qui passaient dans les trous des plaques et dans ceux de la gouttière.

3° *La pression concentrique*, dont la première idée est due à Lavauguyon vers 1680. Les appareils en furent modifiés par Ravaton et Petit.

4º *La pression agissant seulement sur le fragment supérieur*, qui fut pratiquée par Pott, vers 1770.

Mais, à cette époque, il se produisit un fait nouveau. Quelques echirurgiens anglais crurent trouver dans la raideur articulaire la cause des médiocres résultats obtenus, et depuis, le traitement de l'arthrite tient une place de plus en plus considérable dans les moyens employés pour combattre les conséquences des fractures de la rotule.

En 1786, Flajani, un des premiers, employa les révulsifs pour combattre l'arthrite.

Dans ces dernières années, M. Guyon a attiré l'attention des chirurgiens sur les bons résultats qu'il avait obtenus en traitant d'abord épanchement et l'arthrite par les vésicatoires. Et M. Gosselin divise ensuite le traitement de ces fractures en deux périodes : la première, pendant laquelle on s'occupe surtout de l'arthrite ; pour la combattre, Jarjavay, en 1861, ponctionnait l'articulation ; Schède y ajouta le lavage. Dans la deuxième, pour maintenir la coaptation des fragments jusqu'à ce que la consolidation se soit effectuée, on fait choix d'un des appareils destinés à maintenir les fragments réunis, et qui, comme nous allons le voir, ont continué à se perfectionner.

En effet, à ces premières et timides tentatives d'immobilisation indirecte des fragments, avait succédé la méthode plus hardie, mais plus efficace, de l'*immobilisation directe*.

Les griffes de Malgaigne (1) furent appliquées pour la première fois en 1847, par ce chirurgien ; elles passaient à travers les téguments, elles immobilisaient les fragments en prenant directement leur point d'appui sur l'os lui même. Plus tard M. le professeur Trélat, en modifiant heureusement cette méthode, en fit un appareil nouveau à classer parmi les moyens d'immobilisations indirectes,

(1) Malgaigne. Traité des fractures, 1847, p. 771.

à pressions parallèles. Depuis Muschenbroek, ces appareils avaient été bien souvent modifiés et ingénieusement simplifiés par MM. Boyer, Laugier, Lefort.

La suture implantée de Bonnet, 1851, n'est qu'une modification dans l'application des pointes métalliques de Malgaigne.

Mais dès 1838, des chirurgiens avaient ouvert l'articulation, passé des fils dans l'épaisseur des fragments, comme s'il se fût agi de réunir les bords d'une solution de continuité dans les parties molles.

Il n'entrait pas dans le cadre de notre travail de refaire l'histoire (1) des différents moyens curatifs employés dans les fractures de la rotule : nous avons voulu signaler seulement, dans un coup d'œil d'ensemble, les différentes modifications, les étapes successives par lesquelles a passé le traitement de ces fractures, pour arriver à la suture osseuse directe, avec ouverture de l'articulation.

L'étude de ce dernier procédé va faire le sujet de notre thèse ; nous étudierons donc, avec plus de détails que nous ne l'avons fait pour les autres, l'histoire de cette méthode et des différentes modifications qu'on a voulu y apporter. Ce sera là le premier chapitre de notre travail.

Après avoir recueilli dans les observations publiées, les procédés divers employés par chaque chirurgien pour mette à nu et suturer les fragments, nous formerons avec ces éléments un deuxième chapitre, celui du mode opératoire.

Dans un troisième chapitre, nous examinerons quel est le degré de sécurité que présente cette opération ; les dangers qu'elle fait courir au malade, les causes qui ont amené les accidents et les moyens que nous avons pour les prévenir.

(1) Berger. Dict. encyclopédique.

C'est après avoir ainsi justifié cette opération que nous en étudierons, dans le quatrième chapitre, l'application aux fractures anciennes.

Le cinquième chapitre sera consacré à l'étude de cette opération dans les fractures récentes.

Mais qu'il me soit permis, avant d'aborder mon sujet, de remercier ici mes excellents maîtres, MM. les docteurs Lucas-Championnière et Pozzi, qui ont bien voulu m'aider de leurs savants conseils et me communiquer deux observations de cette opération que seuls, à Paris, ils ont pratiquée chacun une fois ; M. le Dr Cameron, de Glascow qui, avec une extrême obligeance, m'a envoyé d'Ecosse plusieurs observations et une planche d'une importance considérable pour mon travail ; mes excellents amis et collègues, MM. Bouquet et Doucet, qui m'ont été d'un si précieux concours pour la traduction d'observations anglaises et allemandes.

Je prie aussi M. le professeur Guyon d'accepter tous mes remerciements pour la bienveillance avec laquelle il m'a accueilli lorsque je lui ai demandé d'accepter la présidence de ma thèse.

Les éléments de ce travail étaient en partie rassemblés, lorsque M. le Dr Chauvel lut à la Société de chirurgie, dans la séance du 7 novembre 1883, son rapport sur le cas du Dr Beauregard. En présence de ses conclusions sévères et du mauvais accueil fait à cette opération, j'hésitai à continuer l'étude de ce sujet. Mais, confiant dans l'esprit large et libéral de mes maîtres, sachant bien que si je rencontrais parmi eux des contradicteurs, je les trouverai aussi bienveillants qu'autorisés, j'ai repris mes recherches, heureux si j'ai pu apporter quelques documents nouveaux à ce procès en litige.

CHAPITRE PREMIER.

On peut faire remonter l'histoire de la suture de la rotule avec ouverture de l'articulation du genou, à Marcus Aurelius Severinus (1), célèbre médecin de Naples, qui, au xvii⁰ siècle, avait déjà conseillé la trachéotomie dans une épidémie de croup. Parlant des fractures de la rotule, il conseille d'enlever la masse ligamenteuse, de rafraîchir les extremités de la fracture et de les réunir, comme, dit-il, Paulus Avicennus le conseille, pour les fractures mal consolidées des os longs. Cependant, rien ne semble indiquer que cette opération ait été pratiquée à cette époque ; et tout paraît se résumer dans une idée qui ne fut pas mise à exécution ; c'est l'avis de Solingen qui juge, du reste, cette méthode impraticable. Norris (2) déclare que cette opération était pratiquée aux États-Unis avant 1842. Nous trouvons, en effet, dans une communication de Whyeth (3), que vers 1838, à Philadelphie, le Dʳ Mac-Clellan, chirurgien distingué de son époque, traita une fracture transversale de la rotule en faisant une incision longitudinale sur le genou. Puis, mettant à nu les fragments, il les perfora et les maintint en contact au moyen d'un fil de fer doux. Le professeur B.-N. Mac-Dowell, qui assistait à l'opération, l'appréciait ainsi : « l'expérience du Dʳ M. Clellan a été un succès, mais, messieurs, ne tentez pas cette opération. »

Il faut arriver à Cooper, en 1861, pour trouver de nou-

(1) Wahl. Naht einer patellafractur. Deutsch. med. Wochensch., 1883, n⁰ 19. Poinsot, Revue de chirurgie, 1882, p. 51.

(2) American Journal of medical sciences, 1842, p. 51.

(3) Whyet. The Medical Record, 1882, t. XXI, n⁰ 22, p. 596.

velles tentatives de ce genre ; il ne dit pas combien il en a fait, mais, d'après son langage, on peut croire qu'il fit plusieurs fois cette opération et qu'il eut toujours des succès.

Le Dr John Rhea Barton (1) réunit, avant 1864, avec un fil d'argent les fragments d'une rotule fracturée, mais perdit son malade.

Le Dr Mors-Gum, de Chicago, fit la suture de la rotule vers la même époque, le patient mourut d'épuisement et de suppuration.

Logan, en 1864, eut une bonne réunion par ce procédé. Le Dr Cabot fit à Boston, le 8 mars 1865, par une incision transversale, l'ouverture de l'articulation du genou pour aller suturer les fragments ; il y eut de la suppuration, de la douleur et un léger érysipèle autour de la plaie; pendant le séjour de la malade à l'hôpital, on constata des tubercules dans ses poumons. Le 16 juin suivant, elle sortit de l'hôpital ; elle pouvait faire quelques mouvements, mais elle continua à tousser, et elle mourut le 10 août ; elle avait un abcès dans l'aine et souffrait de son genou.

Abridge, en 1869, obtint une réunion solide, mais il y eut une vive réaction.

Hémé, en 1871, n'eut qu'une union fibreuse avec des mouvements limités et une vive réaction.

Ainsi, depuis M. Severinus, on a eu l'idée de faire pour la rotule ce que l'on faisait pour les autres os ; MM. Clellan, Cooper, le tentent, mais les résultats ne sont pas assez satisfaisants, le danger qui naît du voisinage de l'articulation fait abandonner cette opération.

Séduit par cette idée, on cherche à faire la suture, en intéressant aussi peu que possible l'articulation ; on craint de l'attaquer, on tourne autour d'elle. En 1878, M. le professeur Panas, à l'aide d'un perfora-

(1) Gross. System of sirurg., p. 1004. Whyeth, loc. oit.

teur spécial et pouvant guider un fil, traverse longitudi-
nalement les fragments dans leur épaisseur, et à travers
la peau, sans faire d'incision. En Allemagne, Kocher, à
l'aide d'une aiguille courbe, passe à travers la peau un
fil sous les fragments et dans l'articulation ; puis il réunit les deux anses au-dessus des téguments de la face
antérieure du genou. Enfin, M. Largeau, interne de
M. Lucas-Championnière, nous communique un procédé
nouveau dont il est l'ingénieux inventeur, qu'il appelle
procédé de la *suture sous-cutanée*, et qui est un heureux
perfectionnement de celui de M. Kocher. On donne le
chloroforme pour faire disparaître la contraction musculaire et la douleur, un aide rapproche les fragments.
Le chirurgien, prenant une aiguille creuse de moyen calibre, l'enfonce à 3 centimètres au-dessus du fragment
supérieur, puis passant sous la rotule, il la fera ressortir à 3 centimètres au-dessous de la pointe du fragment
inférieur. Alors, introduisant un *long* fil d'argent dans
l'aiguille creuse, il retirera celle-ci et laissera le fil sous
la rotule. Dans un deuxième temps, conduisant son aiguille en sens inverse, c'est-à-dire allant de la pointe
vers la base, il la fera passer cette fois entre la face antérieure de l'os et les téguments ; il passera alors dans
l'aiguille le chef supérieur du fil d'argent, et, en la retirant, il entraînera en bas le fil. Il aura ainsi une anse
dont la partie supérieure passera entre la peau et la face
antérieure de la rotule, et la partie inférieure passera
dans l'articulation au-dessous de la face postérieure de la
rotule. Il ne restera plus, dans un troisième temps, qu'à
tordre les deux chefs en maintenant les fragments.

Mais la méthode antiseptique permet, autorise plus
d'audace. Après les bons résultats donnés par la suture des
os longs, par les trois sutures de l'olécrâne avec ouverture de l'articulation du coude pratiquées par le Dr Lister, on n'hésita plus à traiter de même les fractures de
la rotule.

CHAPITRE II.

MODE OPÉRATOIRE.

Il va sans dire que l'on donne le chloroforme, le malade en retire le bénéfice de l'anesthésie et le chirurgien celui de la résolution musculaire, dont il a grand besoin pour rapprocher les fragments, que la rétraction du droit antérieur a surtout contribués à séparer en attirant en haut le fragment supérieur. L'opération peut être divisée en trois temps.

Le premier comprend l'ouverture de l'articulation, le dénudement des fragments et le nettoyage de l'article. L'incision qui divise à la fois les téguments et les tissus sous-jacents se fait toujours à la face antérieure du genou ; mais on l'a pratiquée de différentes façons.

Les uns, comme Dicken et Kœnig, la font transversa·lement, au niveau de l'intervalle des fragments. La cicatrice qui en résulte peut être déchirée dans les mouvements de flexion du genou ; de plus, il peut arriver que la cicatrice cutanée s'unisse à la cicatrice osseuse puis, s'il survient une seconde fracture, les téguments se déchirent en même temps que les fragments osseux se séparent, et on voit alors se produire cette grave complication d'une fracture ouverte.

D'autres, avec Lister, Cameron, font une incision longitudinale et médiane d'environ 2 pouces de long ; mais on est obligé de faire deux autres petites incisions latérales pour le passage des drains.

L'incision curviligne semblable à celle que l'on fait pour la résection du genou, allant d'un condyle à l'autre, et passant dans l'intervalle des fragments, ne nécessite pas d'autres incisions pour le passage des drains, que l'on place alors à chaque angle de la plaie; elle paraît plus avantageuse dans les cas de grand écartement des fragments, et elle facilite toujours le lavage de l'articulation. On la fait soit à convexité inférieure, comme M. Lucas-Championnière, soit à convexité supérieure, comme Trendelenburg.

En relevant les lambeaux, ou en écartant les lèvres de la plaie à l'aide d'écarteur, dans le cas d'incision verticale, on dénude alors les fragments et on procède au nettoyage de l'articulation; dans les fractures récentes, il consiste seulement à enlever les caillots sanguins qui, mélangés avec des lambeaux d'aponévroses et de périoste, forment parfois un magma assez solide remplissant l'articulation et interposé entre les fragments.

Mais, dans les fractures anciennes, ce temps de l'opération est toujours plus compliqué et quelquefois assez laborieux. Il faut, en effet, couper le cal fibreux et les brides qui se sont formées, aviver les surfaces osseuses à l'aide d'une gouge ou d'une rugine; parfois même, il faut faire des incisions dans les aponévroses et diviser le triceps; ce qui se fait à 7 centimètres environ au-dessus de l'articulation. Toutefois, avant d'employer ce dernier moyen, il est bon de se rappeler que, dans un cas où le rapprochement des fragments était difficile, Lister arriva cependant à les réunir, en faisant placer la jambe et la cuisse dans l'élévation.

Le deuxième temps consiste dans la perforation des fragments, le placement et la torsion des fils; suivant que l'on veut placer un ou deux fils, on fait dans chaque fragment un ou deux trous à l'aide du drill. En général, on ne dirige pas l'instrument dans une direction absolument perpendiculaire à la face antérieure des fragments, mais on l'oblique un peu, de façon à la faire sortir dans la surface fracturée, un peu au-dessus du cartilage; si l'on pratique de la sorte sur les deux fragments, on a l'avantage d'avoir son fil dans l'épaisseur des fragments, au-dessus du cartilage, et par suite hors de l'articulation.

Placer en arrière de la rotule des lames souples de cuivre rouge, comme le fit M. Lucas-Championnière, est un moyen excellent et très simple, qui facilite beaucoup la perforation des fragments, tout en préservant l'articulation contre la pointe de la mèche.

Lorsque l'un des fragments est très petit, on est obligé de faire le passage du fil soit à travers le ligament rotulien, soit dans l'épaisseur du tendon du triceps. Suivant Lister, il suffit, avec une incision longitudinale, d'une seule suture appliquée dans le plan vertical.

Alors, on introduit les fils, d'après Lister, si les trous des deux fragments ne se correspondent pas comme hauteur, ce qu'il n'est pas toujours facile d'obtenir en perforant; on y remédie en enlevant de petits fragments de la paroi du trajet, qui descend trop bas. Les fils métalliques sont préférables; il est plus facile d'obtenir la réunion par leur torsion, qu'avec le nœud d'un catgut ou d'un fil de soie. Une fois les fils introduits, on ramène leurs chefs sur la face antérieure de la rotule, et on les tord pendant qu'un aide maintient les fragments en contact ; les surfaces cartilagineuses de l'os doivent être parfaitement unies, et la face inférieure des fragments absolument de niveau. Le procédé, qui consiste à couper court les extrémités du fil et à marteler la partie tordue pour l'aplatir sur l'os, appartient à Van der Meulen, d'Utrecht. C'est une méthode très avantageuse, elle rend la torsion bien plus sûre qu'en laissant sortir, hors de la plaie, les fils qui peuvent être dérangés à chaque pansement ; de la sorte, ils sont abandonnés dans la rotule où ils n'ont jamais déterminé d'accident, et on n'est plus obligé de faire, sept ou huit semaines après, pour extraire les fils qui se brisent quelques fois, une nouvelle incision à travers la cicatrice, ce qui a causé dans un cas un peu de suppuration superficielle. De plus, comme on a la certitude que le fil maintient les fragments d'une façon très efficace, on peut permettre au malade de marcher beaucoup plus tôt.

Dans le troisième temps, on assure l'écoulement des liquides par le drainage ; avec l'incision courbe, il suffit de placer deux gros tubes de caoutchouc à chaque angle de la plaie. Mais, avec l'incision longitudinale, voici comment fait Lister : « Une pince, avec les mors fermés, est introduite à travers la plaie, on la conduit jusqu'à la partie la plus externe de l'articulation ; puis elle est alors fortement poussée à travers la synoviale, la capsule fibreuse et le tissu cellulaire jusqu'à ce que l'on sente sa pointe sous la peau. Alors, à ce point, on incise la peau avec le bistouri. Puis, écartant les mors de la pince, afin d'élargir sans danger d'hémorrhagie, l'ouverture qu'elle a faite dans la profondeur des tissus, on saisit avec la pince le drain qu'on ramène dans l'articulation en la retirant. »

On lave alors l'articulation avec une solution forte (1/20) d'acide phénique, puis on rabat les lambeaux que l'on suture, soit avec des fils métalliques fins, soit avec des crins de Florence. Enfin, la plaie est protégée par un pansement antiseptique et on immobilise le membre dans une gouttière en fil de fer garnie de ouate.

Dans les cas qui ne présentent pas de difficultés particulières, l'opération ne dure pas plus de 45 minutes.

CHAPITRE III

DES ACCIDENTS QUI SE MONTRENT APRÈS L'OPÉRATION.
DES MOYENS DE LES PRÉVENIR.

Avant d'examiner l'application de la suture directe aux fractures anciennes et récentes de la rotule, nous avons cru nécessaire d'étudier les accidents auxquels on expose les malades, d'apprécier la puissance des moyens que nous avons pour les prévenir. En un mot, nous avons voulu nous assurer de la légitimité, de la sécurité de cette opération. Car, dans son rapport, M. Chauvel, analysant quarante-quatre observations relatives à ce genre d'opérations, relevait quatre cas de mort, un cas d'amputation de cuisse, et plusieurs cas de réaction vive.

Ces faits malheureux étaient bien de nature à faire hésiter des chirurgiens, surtout soucieux de la vie de leurs malades, et qui ne se croient autorisés à leur faire courir les chances d'une opération dangereuse, qu'autant qu'elle est légitimée par l'intensité du péril qu'entraîne l'affection contre laquelle on veut agir. Aussi, la plupart des membres de la Société se montrent-ils peu favorables à cette opération, qu'ils admettent tout au plus dans des situations exceptionnelles.

Depuis, nous avons eu connaissance de trente-quatre autres cas mentionnés par Turner (1) à la Société clinique de Londres, dans la séance du 9 novembre ; nous

____

(1) British med. Journ. du 17 nov. 1883.

Diverneresse.

avons recueilli, dans nos recherches, trois autres faits de
Royes-Bell (1), un du Dr Sabine (2), deux du Dr Walsh (3),
enfin, nous apportons quatre observations inédites de
cette opération ; deux nous ont été communiquées par
M. Cameron, les deux autres nous ont été données,
l'une par M. Lucas-Championnière, l'autre par M. Pozzi.
On trouve aussi, dans cette nouvelle série de faits, que
des accidents graves ont suivi cette opération.

Sans doute, ces résultats fâcheux montrent bien que
l'on ne doit pas se décider à la légère, à ouvrir l'articulation du genou pour pouvoir rapprocher les fragments
d'une rotule transversalement fracturée. Mais sont-ils
suffisants pour faire repousser une méthode qui a donné
cependant d'excellents résultats. Souvent, les statistiques répondent d'une façon bien différente, selon la manière dont on les interroge. Mais il faut qu'elles se com-
posent d'éléments homogènes pour que les conclusions
que l'on en tire soient solidement établies.

Or, dit avec raison M. Lucas-Championnière : « Les
faits recueillis ici ne sont pas comparables ; ils résultent, en effet, de la pratique de chirurgiens divers, opé-
rant par des méthodes différentes et faisant usage de
pansements variés. Les uns utilisant les méthodes antiseptiques qui sont absolument de rigueur en pareil cas,
les autres négligeant leur emploi ou prétendant seulement les employer. »

Pour nous, en parcourant les différentes observations
que nous avons pu reunir, un fait nous a vivement im-
pressionné : c'est de voir qu'aux résultats malheureux
sont presque toujours attachés les noms des mêmes chirurgiens. C'est ainsi que sur quatre cas opérés par
Kœnig, il y a trois fois suppuration avec élévation de

(1) The Lancet medical, 8 nov. 1883. Soc. med. Londres, séance du 5 nov.
1883.
(2) The med. Record, New-York, in Whyeth. Loc. cit.
(3) Walsh. British med., p. 1191, 15 déc. 1883.

température; tandis que sur sept malades opérés par Lister, jamais on n'a eu à signaler un mouvement fébrile de quelque importance. Pour rendre plus sensible cette différence dans les résultats des divers opérateurs, nous avons donc eu l'idée de placer les faits non plus dans un ordre chronologique, mais de réunir en un même groupe les suites et les résultats de toutes les opérations d'un même chirurgien. Nous obtiendrons ainsi une série de statistiques composées de faits semblables, au moins quant au mode opératoire. Puis, à la fin du tableau, nous chercherons dans les détails de chaque cas, les causes des suites de l'opération.

Nos	CHIRURGIENS.	Fractures récentes.	Fractures anciennes.	SUITES DE L'OPÉRATION.
				PREMIÈRE SÉRIE
1	Fowler.	récente.		Mort par intoxication phéni-quée.
2	Schede.	récente.		Ankylose. Mort d'une autre af-fection six mois après, la fracture était restée 14 jours sans soins.
3	Schede.		ancienne.	Ankylose.
4	Bull.		ancienne.	Suppuration. Mort.
5	Whyeth.	récente.		Suppuration. Amputation de la cuisse. Guérison.
6	Wahl.	récente.		Nécrose. Suppuration un an après. Marche normale.
7	Kœnig.	récente.		Suppuration. Genou raide.
8	Kœnig.	récente.		Suppuration. Flexion faible. Mais la malade marche sans bâton.
9	Kœnig.	récente.		Suppuration. Nécrose. Genou raide.
10	Kœnig.		ancienne.	Pas de réaction. Mobilité limi-tée.
11	Langenbeck.	récente.		Suppuration. — Amputation. Mort.
12	Langenbeck.	récente.		Pas de réaction. Mobilité nor-male.
13	Finck.	récente.		Réaction, 39,2. Mobilité pres-que normale un an après.
14	Dicken.		ancienne.	Réaction, 39,4. En traitement.
15	Gœrink.		ancienne.	Réaction, 38°. Mobilité nor-male.
16	Ude.		ancienne.	Réaction, 39°, le 4e jour, re-vient à 37° le 7e jour. As-cension possible.
17	Pfeil-Schneider.	récente.		Réaction, 39°,5. Flexion à 110°.
18	Hartwich.		ancienne.	Réaction modérée. Marche sa-tisfaisante.
19	Cameron.	récente (inédite).		Légère réaction. Abcès par suite de l'enlèvement trop rapide du drain. Flexion li-mitée.
20	Cameron.	récente.		Sans réaction. — Genou très utile.
21	Cameron.		ancienne (inédite).	Sans réaction. Marche nor-male.
22	Cameron.		ancienne.	Sans réaction. Mobilité nor-male.
23	Trendelenburg.	récente.		Réaction modérée. Raideur ar-ticulaire.
24	Trendelenburg.	récente.		Sans réaction. Mobilité satis-faisante.
25	Trendelenburg.		ancienne.	Sans réaction. Marche nor male.
26	Poncet.		ancienne.	Pas de réaction. Le résultat paraît très bon.
27	Henri Smith.		ancienne.	Pas de réaction. L'usage du membre se rétablit vite.
28	Royes-Bell.		ancienne.	Pas de réaction. Extension. Marche sans bâton.

Nos	CHIRURGIENS.	Fractures récentes.	Fractures anciennes.	SUITES DE L'OPÉRATION.
29	Royes-Bell.		ancienne.	Ces trois cas furent mentionnés par Royes-Bell à la Société médicale de Londres, du 5 novembre 1883. Le résultat *fut bon dans tous*, mais il ne dit pas s'il y eut de la fièvre. (Bons résultats.)
30	Royes-Bell.		ancienne.	
31	Royes-Bell.		ancienne.	
32	Lister.		ancienne.	Pas de réaction. Marche normale. Extension.
33	Lister.		ancienne.	Pas de réaction. Marche normale.
34	Lister.	récente.		Pas de réaction. A sa sortie, flexion à 30°; perdu de vue depuis.
35	Lister.	récente.		Pas de réaction. Marche normale, porte des fardeaux
36	Lister.	récente.		Pas de réaction. Marche normale, fait marcher une forte pédale avec sa jambe.
37	Lister.	récente.		Pas de réaction. Marche 6 semaines après, peut s'agenouiller 9 mois après
38	Lister.	récente.		Pas de réaction. Flexion à 30°, 25 jours après.
39	Timme.	récente.		Pas de réaction. Marche normale, flexion à angle droit.
40	Van der Meuden.	récente.		Pas de réaction. Mouvements normaux 6 mois après.
41	Socin.	récente.		Pas de réaction. Aucune raideur du genou 6 mois après.
42	Pozzi.	récente (inédite).		Pas de réaction. Genou raide. Marche facile.
43	Metzler.	récente.		Pas de réaction. 30° de flexion dans la marche 14 jours après.
44	Rose.	récente.		Pas de réaction. Marche satisfaisante.
45	Rose.	récente.		Pas de réaction. Monte les escaliers. Flexion à angle droit.
46	Rosenbach.	récente.		Pas de réaction. Fonctions complètes.
47	Rosenbach.	récente.		Pas de réaction. Fonctions bonnes.
48	Rosenbach.	récente.		Pas de réaction. En traitement.
49	Beauregard.	récente.		Pas de réaction. Marche sans boiter, flexion à 80°.
50	Lanenstein.	récente.		Pas de réaction. Marche normale.
51	Sabine.			(Whyeth. Loco citato). Fracture comminutive, bons mouvements.
52	Lucas-Championnière.		ancienne (inédite).	Pas de réaction, un seul jour, le 5e, 39,5. Encore en traitement. Flexion à 40°.

DEUXIÈME SÉRIE

(Société clinique de Londres du 5 nov. 1883. The Lancet, British, 11 nov.)

Nos	CHIRURGIENS.	Fractures récentes.	Fractures anciennes.	SUITES DE L'OPÉRATION.
53	Mac Cormac.		ancienne.	Mort.
54	Wood.		ancienne.	Mort. La peau était adhérente aux fragments.

Nos	CHIRURGIENS.	Fractures récentes.	Fractures anciennes.	SUITES DE L'OPÉRATION.
55	Wood.		ancienne.	Bons mouvements.
56	Wood.		ancienne.	Mouvements partiels.
57	Holmes.		ancienne.	Suppuration. Ankylose.
58	Pye.		ancienne.	Suppuration. Ankylose.
59	John Schmit.		ancienne.	Suppuration. Ankylose.
60	John Schmit.		ancienne.	Ankylose. Une broncho-pneumonie suivit l'éthérisation.
61	John Schmit.		ancienne.	Ankylose.
62	Turner.		ancienne.	Ankylose.
63	Jordan-Llyod.		ancienne.	Mouvements partiels.
64	Sydney Johns.		ancienne.	Mouvements partiels. Le malade veut marcher trop tôt. Suppuration.
65	Howse.		ancienne.	Ankylose.
66	Howse.		ancienne.	Mouvements plus considérables.
67	Howse.		ancienne.	En bonne voie de guérison, encore en traitement.
68	Howse.		ancienne.	Mobilité parfaite.
69	Mansell-Moulin.		ancienne.	Même état qu'avant l'opération, qui ne fut pas achevée ; après avoir passé les fils on ne peut rapprocher les fragments.
70	Ollivier Pimberton.		ancienne.	Union fibreuse plus solide au bout de trois mois.
71	Bryant.		ancienne.	Bons mouvements. Lavage à l'eau iodée.
72	Ruchton-Parker.		ancienne.	Bons mouvements (Revue médicale de Birmingham, tome XIII).
73	Walsh.		ancienne.	Pas de réaction. Résultat sera bon.
74	Walsh.	récente.		Pas de réaction. Très bon résultat (1).
75	Holderness.			Aucun détail.
76	Thompson.	récente.		Fracture ouverte. Bons résultats.
77	Amphledt.	récente.		Ankylose.
78	Davyes-Colley.	récente.		Ankylose. Faibles mouvements. fracture composée.
79	Davyes-Colley.	récente.		Bons mouvements. Cal fibreux
80	Bloxham.	récente.		Bons mouvements. Faible écoulement purulent sans élévation de température.
81	Bloxham.	récente.		Bons mouvements.
82	Bloxham.	récente.		Bons mouvements.
83	Jesopp.	récente.		Etat grave pendant 5 jours, fracture composée. Mobilité parfaite.
84	Jesopp.	récente.		Pas de drainage. Mobilité.
85	Teale.	récente.		Le fil passe dans l'articulation. Bon résultat, flexion un peu moindre.
86	Golding-Bind.	récente.		En bonne voie de guérison, encore en traitement.
87	Wheelhouse.	récente.		Fracture composée, pas de drainage. Mobilité parfaite.
88	Wheelhouse.	récente.		Mobilité.

(1) British med., 15 déc. 1883, p. 1191.

On voit bien maintenant que cette différence, déjà si-
gnalée entre les résultats de deux chirurgiens, n'est plus
un fait isolé, mais se retrouve, au contraire, chaque fois
que l'on compare les statistiques de ceux qui ont eu l'occasion de faire plusieurs fois la suture. Le même écart
que nous avons constaté entre les suites immédiates des
opérations de Kœnig et de Lister, nous le retrouvons
entre les résultats obtenus par Rosenbach, qui, sur trois
opérations, n'a jamais eu de réaction, et ceux de Schede,
qui a eu sur deux opérés un mort, et une réaction violente avec ankylose. Sur deux opérés, Rose a eu deux
succès sans réaction, sur un même nombre de cas, Langenbeck a dû faire une fois une amputation, et son malade a succombé : une fois seulement il a pu obtenir une
mobilité normale. Enfin, sur quatre cas, Cameron a eu
une seule fois de la suppuration ; il s'accuse d'en avoir
été la cause en supprimant trop tôt le drainage : hors ce
fait, dans les autres cas où il fut plus prudent, il n'eut
jamais d'accident.

Comment expliquer ces faits ? Il était peu probable que
les circonstances eussent toujours donné aux uns des cas
défavorables, aux autres des malades dans de bonnes
conditions pour être opérés. Ne fallait-il pas plutôt en
chercher la cause dans la manière dont les chirurgiens
pratiquaient cette opération ? Tous, il est vrai, préten-
dent employer la méthode antiseptique. Mais l'antiseptie
est entendue de façon bien différente : les uns, la résu-
mant tout entière dans un pansement fait avec une substance antiseptique et un drainage plus ou moins parfait, négligent certaines précautions qu'ils considèrent
comme accessoires, et auxquelles Lister donne la plus
grande importance. Nous nous sommes mis alors à la
recherche des détails pour des opérations dont on avait
seulement mentionné les résultats. Plusieurs fois nous
avons eu la satisfaction de trouver dans les procédés
opératoires, ou dans les cas particulièrement graves de

certains malades, l'explication de faits malheureux, et nous sommes heureux de pouvoir donner ici les faits suivants :

OBSERVATION I.

(Schede, publié par Pfeil Schneider. Archives für klinische chirurgie, t. XXVI, p. 300, 1881).

Homme de 45 ans. La fracture était restée quatorze jours sans soins. Hahn ayant succédé à Schede à l'hôpital de Friedrichshein, le malade mourut d'une autre affection à la fin de juillet 1879, six mois après l'opération ; il avait été opéré en octobre. A l'autopsie on trouva une soudure du fémur et du tibia.

OBSERVATION II.

(Schede. Loco citato).

Pas de consolidation, le fragment supérieur est assez petit, il s'est retourné, la surface fracturée dirigée en arrière.

L'opération fut faite le 22 décembre 1877 sous la pulvérisation du thymol. Au cours de l'opération, on dut appliquer sur la cuisse une bande de caoutchouc pour rapprocher les fragments pendant qu'on plaçait les deux fils d'argent. Deux drains, pansement au thymol. Suppuration. Le 4 février, on enlève les fils. Le 9, bandage plâtré enlevé le 1er mars.

Réaction violente, suppuration, ankylose du genou.

Schede fait remarquer que le malade avait une grande disposition aux ankyloses, car déjà, à l'époque où l'on fit l'opération, le malade ne pouvait bouger que difficilement.

Signalons que Schede faisait l'antiseptie au thymol, et, qu'à l'exemple de ceux qui employaient cet agent, il se servait seulement d'une solution au millième. On a reconnu depuis que cette substance n'était pas un antiseptique assez puissant, et qu'on se servait de solutions beaucoup trop étendues. Dans ces deux cas, l'antiseptie n'a donc pas été suffisante. Enfin, nous ferons remarquer que le premier malade n'a pas suc-

combé aux suites de l'opération, mais à une autré affection six mois après.

OBSERVATION III.

(Bull. publié par Whyeth. The Medical Record de New-York, 1882, *loc. cit.*).

Mary Sweeny, domestique, 25 ans, fut admise le 22 octobre 1876.
Elle avait fait une chute dans un escalier, sa rotule droite porta contre
le sol et se fractura. Traitée par un appareil plâtré adhésif et une
attelle postérieure, elle fut renvoyée guérie le 17 décembre.

Deux ans plus tard ellé revint à l'hôpital, son ancienne fracture
rendait la marche impossible. Il y avait seulement union fibreuse,
avec un écartement de un quart de pouce en dehors et d'un demi en
dedans.

29 décembre 1878. On fait une large incision sous le pulvérisateur;
les extrémités des fragments furent rafraîchies et réunies par un fil
de fer. Le drainage fut fait à l'aide de crins et deux drains.

Le 4e jour. P. 116. R. 32. T. 105° F. Pas d'odeur dans la plaie.

Le 5e jour. P. 108. R. 32. T. 98, 5. Suppuration. L'articulation est
lavée avec une solution phéniquée à 1/20.

Le 12e jour. La pulvérisation fut discontinuée pendant le pansement; compresse phéniquée. P. 120 à 140. T. 99 à 101°.

Plus tard la jointure se désorganise complètement, il se forme un
abcès à la cuisse.

La malade meurt le 6 janvier 1878.

Whyeth fait remarquer que les observations sont fort
incomplètes, et que les opérateurs n'entrent pas assez
dans les détails des précautions qu'ils ont prises. Dans
cette relation, on ne signale ni le lavage préalable de la
plaie, ni la désinfection des instruments et des mains des
opérateurs, chose importante, cependant, car nous ver-
rons un peu plus loin que Holmes eut un cas de suppuration et d'ankylose, parce qu'un de ses aides avait négligé de se tremper la main dans l'acide phénique avant
de la mettre dans l'articulation. Il est à remarquer que
les chirurgiens qui prennent toutes ces précautions ne
manquent jamais de les signaler, surtout lorsque le ré-

sultat n'est pas favorable, et, dans l'observation qui suit, Whyeth ne manque pas d'indiquer toutes les mesures antiseptiques dont il s'est entouré.

OBSERVATION IV.

(Whyeth. The medical Record de New-York, t. XXI, nº 22, 1882).

Le 11 septembre 1882, on admit à l'hôpital du Mont-Sinaï, à New-York, une jeune Allemande âgée de 20 ans. Dix jours avant, elle avait été violemment projetée par une vague contre le bastingage du navire sur lequel elle faisait une traversée, et dans sa chute elle s'était fracturée la rotule. Le médecin du bord avait placé la jambe dans une gouttière, et mis des compresses d'eau froide en attendant le jour du débarquement.

Lorsque Whyeth la vit, il constata un énorme gonflement des articulations tibio-tarsienne et fémoro-tibiale; deux larges plaies siégeaient à la partie postérieure du genou et de la jambe. Il y avait en avant et sur les côtés de la jambe plusieurs ecchymoses et des phlyctènes noirâtres. Les fragments étaient écartés. Il était impossible de mettre aucun appareil, à cause des plaies; il aurait fallu attendre plusieurs semaines avant de les employer.

Encouragé par les succès obtenus dans les cinq cas qu'il connaissait et par l'état de son malade (appétit satisfaisant, rien dans les urines), Whyeth, après avoir attendu que la jambe fût revenue à son volume normal, se décida à tenter l'opération le 21 septembre. Quoique beaucoup moins volumineux le genou était encore gonflé, et les plaies du creux poplité dans le même état.

On se servit pour l'opération de deux pulvérisateurs, afin qu'il y en eût toujours un fonctionnant, dans le cas où l'autre viendrait à se déranger. Les éponges étaient neuves et phéniquées, les instruments trempés dans l'acide phénique et les assistants désinfectés; les plaies furent lavées avec du chlorure de zinc et la jambe avec une solution phéniquée au 1/20. On fit une incision courbe, et sur le lambeau supérieur on pratiqua deux petites incisions par où devaient s'échapper les fils.

23 septembre. Douleurs dans le genou, le pied et le ventre; la nuit, une selle sanglante.

Le 24. On change le pansement en faisant le spray; les plaies ont mauvais aspect et les drains laissent écouler quelques gouttes de pus. Lavage de l'articulation avec une solution phéniquée au 1/30. T. 101,5.

Le 26. Meilleur aspect.

Le 27. Ténesme constant, diarrhée abondante. T. 102. Quinine. opium.

9 octobre. Le pus est plus abondant que les jours précédents. La solution injectée par les tubes sort par les plaies du creux poplité, Larges incisions latérales et postérieures, gros tubes passés d'avant en arrière, et un transversalement sous la rotule. Une heure et demie après la température monte à 104°. P. 130.

Du 12 octobre au 1er novembre la température oscille entre 99,5 et 102, avec exacerbation vespérale: diarrhée abondante, de 4 à 10 selles par jour. On donne sans discontinuer la quinine et le fer.

Dans le courant de novembre, le pus étant toujours fétide, on fait plusieurs incisions.

1er décembre. Il est évident que l'articulation est complètement désorganisée. Whyeth se décide à pratiquer l'amputation de la cuisse; un érysipèle de la jambe retarde cette opération, qui se fait le 16 décembre.

La malade guérit.

Dans cette opération, la méthode antiseptique a été rigoureusement suivie, aucune précaution n'a été omise; mais la fracture présentait un caractère de gravité particulier. Il y avait eu un traumatisme violent qui avait porté non seulement sur le genou, mais sur toute la jambe, et l'articulation tibio-tarsienne avait souffert. Les plaies du creux poplité, qui laissaient échapper plus tard le liquide que l'on injectait dans l'articulation, devaient certainement communiquer avec elle. Si l'on ne s'est pas assuré immédiatement de ce fait, c'est pour éviter le danger de pareilles investigations; mais la malade n'en resta pas moins dix jours sans pansement antiseptique, avec une plaie du creux poplité.

OBSERVATION V.

(Wahl. Deutsche medicinische Wochenschrift, 2 mai 1883, nᵒˢ 18, 19, 20).

Le 29 mars, F. A..., tailleur, âgé de 39 ans, se fracture la rotule gauche dans une chute sur le trottoir. Le lendemain, à l'examen du malade, on trouve la rotule fracturée horizontalement, et un épanchement du volume d'une tête d'enfant. L'aspiration faite avec un gros trocard n'en diminua que bien faiblement les proportions. On sentait des caillots qui donnaient la sensation de masses dures et crépitantes, interposées entre les fragments qu'il était impossible de rapprocher d'une façon complète, même en déployant une certaine force.

On fit donc avec les procédés antiseptiques ordinaires, mais sans spray, une incision courbe allant d'un condyle à l'autre. A l'ouverture de l'articulation il s'échappa des caillots, dont quelques-uns, de la grosseur d'un petit œuf, étaient adhérents aux fragments. L'arrêt du sang que donnaient les artères articulaires coupées, l'enlèvement des tissus fibreux placés entre les fragments, le lavage de l'articulation avec une solution phéniquée prirent un temps considérable. La direction du trait de la fracture créait une difficulté particulière. Le

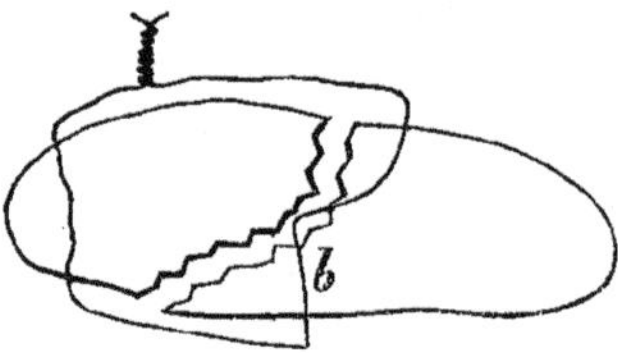

fragment supérieur était en forme de marche d'escalier; le trait s'enfonçait verticalement d'avant en arrière à environ 1 centimètre dans l'épaisseur de l'os, puis il se dirigeait obliquement vers la partie inférieure de la rotule.

Le perforateur que l'on avait n'était pas assez grand pour traverser l'épaisseur du fragment, et le chirurgien fut obligé de creuser le canal par où devait passer le fil, de la face supérieure du fragment supérieur, jusqu'au point où le trait de fracture cessant d'être ver-

tical devenait oblique, puis de ce point à la face inférieure du fragment. Il en résultait qu'au point *b*, le fil était interposé entre les
fragments. En même temps, on fut obligé de faire passer le fil dans
l'articulation et sous la face cartilagineuse de la rotule, pour le con-
duire à la rencontre du fragment inférieur. Une fois la coaptation
faite, les fils furent tordus à la partie supérieure du genou au-dessous
de la ligne de rupture. Quelques petites esquilles s'étaient détachées
des fragments, deux furent enlevées; une, ayant environ 1 centimètre, fut maintenue au milieu des deux sutures. On plaça trois sutures
au catgut sur le périoste de la partie antérieure, et de chaque côté
une suture sur les aponévroses et la capsule. Les lambeaux furent
réunis à l'aide d'une suture métallique et de six sutures de soie; à
chaque coin de la plaie on plaça un drain de gros volume. Après
avoir lavé la plaie avec une solution forte le membre fut placé dans
une gouttière.

Le lendemain le pansement était imbibé de sang, on dut le changer; les drains donnaient un pus sanguinolent; en pressant au niveau des condyles on faisait sourdre un liquide sanguin; lavage de
l'articulation. On surveille les draïns, celui qui est placé au niveau
du condyle interne donne toujours un liquide séro-sanguin, mais la
température reste normale.

5 avril. T. 38,6.

Le 6. En changeant le pansement, on trouve le bord interne de la
plaie légèrement infiltré ; il sort de la rotule un liquide séro-sanguin
abondant. Il existe sous le triceps, au niveau du cul-de-sac supérieur
de la synoviale, une tumeur manifestement fluctuante. On l'incise, il
s'en échappe un liquide semblable à celui qui s'écoule par les tubes.
Lavage de l'articulation. Le soir, T. 38°.

Le 7. T. 37,5; le gonflement a disparu, il n'y a plus qu'un léger
écoulement.

Le 8. On enlève le drain placé dans le cul-de-sac supérieur, on le
remplace par une mèche iodoformée qui assure le drainage par ca-
pillarité. La plaie est recouverte d'une mince couche d'iodoforme,
après avoir été lavée avec de l'eau oxygénée.

Le 11. On enlève la mèche, les drains latéraux et les sutures qui
réunissaient les lambeaux; la plaie était cicatrisée dans toute son
étendue, sauf aux points de passage des drains, qui furent recouverts
d'iodoforme. Bandage compressif.

Le 14. L'ouverture des drains était fermée; il s'échappait encore un peu de liquide sanguin du côté de la rotule; en introduisant un stylet on découvrit un séquestre au niveau de la fracture.

Bien que la plaie eût bon aspect, comme il y avait un peu de suppuration, on fit au-dessus de la cicatrice, au niveau de l'os nécrosé, une incision de deux travers de doigt dans laquelle on mit de l'iodoforme.

Le 17. La température remonte brusquement à 38,6. Pouls, 120. Frissons, points de côté, crachats visqueux. A l'auscultation on entend du souffle bronchique au niveau de la 7e et de la 8e côte. Acide salicylique.

Le 18. T. M. 38°; T. S. 38,4. La plaie n'a point changé d'aspect, le point de côté est moins fort, le souffle n'augmente pas.

Le 19. T. M. 37,7; T. S. 38°. P. 96. Plus de point de côté, quelques râles fins ont remplacé le souffle; bon état général.

Les jours suivants le mieux continue, la température reste au-dessous de 38°, et ces accidents n'eurent aucune influence sur la plaie.

Le séquestre entretenait la suppuration et l'écoulement du pus du côté de la rotule. Pour se débarrasser de cette cause d'irritation, on se décida, le 15 mai, à enlever le fil, mais il cassa, et dans la crainte de désunir les fragments on laissa dans l'article la partie brisée.

25 juin. Il sortit un séquestre du volume d'un pois, et dès ce jour on vit s'arrêter la suppuration, qui sous le pansement à l'iodoforme n'avait jamais dépassé les limites ordinaires.

Quinze jours après on commença des mouvements passifs et le massage; vers la neuvième semaine le malade commença à marcher.

Sous l'influence des mouvements la partie du fil laissée dans la plaie arriva sous la peau; on procéda à son extraction par une petite incision qui fût vite cicatrisée.

On obtint une union osseuse; le massage rendait chaque jour les mouvements plus étendus. A la fin d'août le malade pouvait plier le genou jusqu'à 90 degrés et étendre la jambe avec force. A la place du séquestre il y avait une dépression, et en ce point il y avait adhérence de la peau, qui était mobile dans toute l'étendue de la plaie chirurgicale.

Un an après les fonctions de l'articulation étaient normales.

Wahl fait suivre cette observation des réflexions suivantes : « La forme particulière de la fracture rendit l'opération très difficile. La présence des esquilles faisait de cette fracture une fracture comminutive ; leur extirpation augmenta la durée de l'opération, et diminua les chances de la réunion par première intention. Il faut encore mentionner ce fait : c'est qu'il avait été impossible, à cause des petites dimensions du perforateur, d'éviter que le fil ne fît une légère saillie au milieu des deux fragments. »

On peut distinguer deux phases dans les suites de cette opération. La première va jusqu'au 14 avril : pendant cette période, il y a eu un peu d'élévation de température causée par le séjour d'une collection séro-sanguinolente qui s'était formée dans le cul-de-sac supérieur de la synoviale, faute d'un drainage suffisant. Mais il suffit de lui donner issue pour que tout rentre dans l'ordre ; la réunion se fait, les plaies cicatrisent, et le 11 on peut mettre un bandage compressif. Jusque-là, les suites de l'opération étaient donc à peu près normales, et ce cas aurait pu être classé parmi les cas heureux.

Mais la maladie prend une marche nouvelle ; il se forme autour de la suture un séquestre qui entretient la suppuration. Wahl attribue lui-même cet accident à la présence du fil entre les fragments au point *b*. Peut-être faut-il ajouter à cette cause la présence de quelques esquilles qu'on avait négligé d'enlever, parce qu'elles étaient encore adhérentes en certains points. Ce qui ressort clairement de cette observation, de l'aveu même du chirurgien, c'est que, faute d'une instrumentation suffisante, l'opération n'a pu être faite avec toute la précision nécessaire,

OBSERVATION VI (inédite).

(Obs. de Cameron).

En mars 1881, on admit à l'hôpital royal de Glascow un jeune homme de 22 ans ; il portait quelques heures auparavant un fardeau sur le dos, lorsque se sentant entraîner en arrière par le poids, il fit un violent mouvement pour se retenir. On constate à son entrée une fracture transversale de la rotule, avec un grand écartement. On fit l'opération suivant les règles ordinaires ; il n'y eut rien à signaler pendant les cinq premiers jours, et on enleva les drains. Mais il se fit alors dans l'articulation une accumulation de liquide ; on essaya en vain d'introduire de nouveaux drains, mais on ne put y parvenir, car la plaie s'était rétrécie. Il y eut de la fièvre et le genou devint douloureux ; on constata de l'œdème du pied et de la jambe, un abcès à la partie interne de la cuisse et un autre au mollet, ils furent ouverts l'un et l'autre.

Le malade guérit avec une union osseuse. Mais à la suite de la suppuration qui s'était faite il y eut un peu de raideur du genou ; la flexion était assez limitée lorsque le malade fut examiné pour la dernière fois.

Le D* Cameron fait la remarque suivante : « *Dans ce cas, il n'y eut aucun symptôme d'infection, mais il y eut un désordre constitutionnel considérable, faute d'un drainage que j'ai trop tôt supprimé.*

« *De mes quatre cas, ce fut le seul où j'ai observé une élévation de température digne d'être notée.* »

Maintenant que quelques-uns de ces faits malheureux nous sont mieux connus, nous voyons que : les deux malades de Schède qui ont eu des ankyloses ont été pansés au thymol ; et que si le premier est mort, il est mort six mois après, d'une autre affection.

L'amputation fut pratiquée par Whyeth chez une femme qui avait une fracture ouverte et qui était restée dix jours sans pansement antiseptique.

La suppuration avec nécrose est expliquée par ce fait, que Wahl n'avait pas d'instruments suffisants pour placer ses fils.

L'importance de cette courte réflexion de Cameron n'échappera à personne, elle explique à la fois et l'accident qu'il a eu, et ceux de beaucoup d'autres cas tels que ceux des malades de Kœnig, qui, à l'inverse de Cameron, a eu trois fois de la suppuration, sur quatre opérés.

Voici tels qu'ils sont dans Wahl et Chauvel (*loc. cit.*) les cas de Langenbeck et Fowler.

VII. Langenbeck 1878. Homme, 49 ans, fracture sous-cutanée, récente, incision tranversale, suture avec fils d'argent, drainage, réaction violente, suppuration : amputation de la cuisse, mort le seizième jour de pyohémie.

VIII. Fowler 1881. Femme 58 ans, fracture sous-cutanée datant de quinze jours. Grande hémorrhagie par les articulaires. Ponction sans résultat. Incision transversale, suture. Mort trente et une heures après l'opération par intoxication phéniquée.

Lister, après avoir visité le service du professeur Langenbeck, est convaincu que ce chirurgien n'attache pas assez d'importance à certaines précautions antiseptiques qu'il omet quelquefois. Et nous trouvons un cas de mort dans la statistique de M. le professeur Langenbeck.

De même pour Bull, il est à peu près certain que la méthode antiseptique n'a pas été rigoureusement appliquée.

Nous regrettons vivement de n'avoir pu pousser plus loin cette enquête, sur les accidents immédiats survenus à la suite de la suture, dans cette première série d'observations publiées dans le rapport de M. Chauvel. Malgré nos recherches et tout en suivant les précieux conseils qui m'ont été donnés par nos maîtres MM. Lucas-Championnière et Pozzi, je n'ai pu réunir plus de détails.

Nous sommes pauvre de détails sur les faits de la deuxième série; quelques-uns sont cités dans des revues qui ne sont pas encore dans les bibliothèques ; d'autres opérateurs n'ont pas encore publié leurs observations; enfin, on s'est souvent contenté de mentionner dans les discussions des résultats sans les faire suivre de tous les éléments nécessaires à leur appréciation. Wood dit cependant que, chez son premier malade, la peau était adhérente au fémur, entre les fragments ; on prévint le patient des dangers d'une opération qui était regardée comme très difficile ; le triceps dut être divisé. Le malade alla bien pendant deux jours, puis il y eut un frisson, l'articulation suppura et le malade mourut trois semaines après. A l'autopsie, on trouva des abcès métastatiques.

Holmes fait remarquer que pendant l'opération un de ses aides, sans s'être préalablement trempé la main dans une solution phéniquée, l'introduisit dans l'articulation pour tirer les fils. Il attribue à ce fait la suppuration et la raideur articulaire qui en résulta.

Sydney Johns n'eut aucun accident après l'opération, mais son malade ayant voulu marcher trop tôt, il y eut de la suppuration, et il dut faire des incisions.

Jesopp et Wheelhouse ont pratiqué tous les deux cette opération sans faire de drainage. Ils n'eurent, il est vrai, aucun accident, ce qui prouve seulement qu'ils furent plus heureux que Cameron. Mais si nous avons pu relever dans nos recherches des omissions de cette nature, et bien d'autres imperfections opératoires ; on peut bien être autorisé à croire que les écarts entre certaines statistiques ne resteraient pas toujours sans explication, si l'on avait tous les renseignements.

Et, si par hasard, on citait un cas où, malgré les plus rigoureuses mesures et de bonnes conditions opératoires, on a eu à constater des accidents, nous dirons que les autres procédés ne vont pas toujours sans quelques mécomptes, et qu'eux aussi, ils ont bien quelques cas malheureux à leur passif : on l'apprend de temps à autre, et pour ne parler que de ceux qui ont été publiés, nous trouvons, sans avoir fait de longues recherches, un érysipèle suivi de mort à la suite d'une application des pointes de Malgaigne (1). Un malade, auquel M. Richet (2) avait appliqué un appareil à bandes élastiques, mourut

(1) The Lancet, 22 novembre 1879.
(2) Gaz. des hôp., 27 octobre 1881

d'un érysipèle développé autour d'une excoriation faite par l'appareil sur la crête du tibia. Si les malades ne meurent pas du traitement, ils succombent quelquefois aux accidents qui résultent d'une mauvaise consolidation. Le cal fibreux se rompt souvent, et cette nouvelle fracture est quelquefois plus sérieuse que celle de l'os, car elle s'accompagne quelquefois de déchirure de la peau qui adhère au cal fibreux. Il se produit de la sorte une fracture ouverte ; Astley Cooper, Dupuytren (Clin. chirurg., t. I, p. 445) ont vu des malades succomber à cette complication.

Que l'on ne nous accuse pas d'attacher trop d'importance aux détails de la méthode antiseptique, et de donner des arguments plus spécieux que solides. Il nous suffirait de rappeler le cas de Holmes, pour montrer combien l'omission de la plus petite précaution peut être funeste. Lister insiste sur ces mesures qui donnent, dit-il, une sécurité complète ; mais il se montre peu confiant dans la manière dont beaucoup de chirurgiens pratiquent l'antisepsie. Après avoir communiqué ses observations à la Société médicale, il ajoute :

« Avant de faire l'opération dans mon premier cas, je fis observer aux personnes présentes qu'aucun homme ne devait se croire autorisé à faire une telle opération, s'il n'était absolument certain d'éviter l'entrée de quelques matières septiques dans la plaie. Mais admettant qu'on peut l'affirmer, non seulement le chirurgien est autorisé, mais même il est obligé de donner à son malade les avantages qui résultent de ce procédé. Le traitement antiseptique n'est pas une chose très compliquée; il est une règle sur laquelle j'insiste beaucoup avec mes élèves, c'est de mettre d'abord sur la plaie quelque chose de pur, et de ne laver qu'ensuite les parties environnantes. J'ai vu un médecin pansant un moignon après amputation de la cuisse, laver le périnée avec une compresse trempée dans une solution phéniquée au 1/40, puis presser la compresse sur la plaie. Des faits analogues se reproduisent souvent ; et ceux qui ont des accidents ne manquent pas de dire qu'ils ont pris toutes les précautions. »

Nous avons vu au chapitre de l'historique qu'à plusieurs reprises on avait tenté de suturer la rotule ; ce n'est donc pas une opération nouvelle, mais un temps opératoire ajouté à l'arthrotomie que l'on a acceptée et que l'on pratique tous les jours avec succès sous la protection efficace de l'antisepsie. Pfeil-Schneider (1), Royes Bell (2), Astley Bloxham, Morant Backer, en sont de chauds défenseurs, Rose a toujours eu des succès et l'emploiera toujours.

(1) Arch. für klinische Chirurg., t. XXVI, 1881, p. 302.
(2) British med. Jour. Loc. cit.

CHAPITRE IV.

La suture de la rotule, avec ouverture de l'articulation, a été pratiquée quarante fois, à notre connaissance, pour des fractures anciennes, avec l'intention de faire disparaître l'écartement des fragments, de combattre l'impotence fonctionnelle, et de rendre ainsi la marche possible ou tout au moins beaucoup plus facile. Un grand nombre de chirurgiens trouvent cette opération peu justifiable; car, tout en faisant courir des dangers au malade, elle s'adresserait seulement à l'écartement des fragments, et resterait impuissante contre l'atrophie du triceps, qui serait la véritable cause de l'impotence. On cite, à l'appui de cette opinion, des gens qui, avec d'anciennes fractures de la rotule et un écartement considérable des fragments, font de longues marches, des courses, montent à cheval, portent de lourds fardeaux.

Nous dirons d'abord que, jamais, personne n'a eu l'intention de rechercher toutes les anciennes fractures de la rotule, et de les opérer quand même ; ceux qui, avec un écartement considérable des fragments de la rotule, peuvent suffire aux nécessités de la vie n'ont nul besoin des secours de la chirurgie, et ne viennent pas les solliciter. Ils marchent, comme le prétend Chassaignac (1), parce que le vaste interne et le vaste externe suppléent, d'une façon plus ou moins parfaite, au droit antérieur, par l'intermédiaire de celle de leurs fibres aponévrotiques, qui vont directement s'insérer au tibia.

On peut y ajouter encore, comme le veulent MM. Trélat et Morel-Lavallée (2), l'action du fascia-lata et, d'après

(1-2) Bulletin de la Soc. de chirurgie, 2e série, t. III, 1862, p. 172-161.

M. Gosselin, celle des adducteurs et du psoas. Morel-
Lavallée prétend même que les extenseurs du pied et
les fléchisseurs de la jambe contribuent à la fixité du
genou pendant la marche. Nous ne discuterons pas ces
différentes explications données sur les causes qui per-
mettent de marcher avec un écartement des fragments.
Nous voulons chercher seulement, et afin de les combattre, les causes qui empêchent la marche.

M. le Professeur Verneuil attribue la difficulté de
la marche à l'atrophie du triceps, dont il a pu plusieurs
fois constater l'apparition, dès le quatrième ou cinquième
jour qui suit l'accident. Lorsqu'il s'agira des fractures
récentes de la rotule, nous étudierons les causes de la
rapide apparition de ce phénomène.

Cette atrophie et l'impotence se montrent, et persistent
même dans les cas où il n'y a pas eu d'arthrite. Il est
donc bien certain que l'atrophie est la cause principale
de la gêne de la marche. Mais à quoi donc est due sa
persistance ? Nous croyons en trouver la cause dans
ce nouvel état du muscle, qui résulte de la production
d'un cal fibreux entre les fragments, ce qui augmente d'autant la longueur du tendon du triceps ;
d'autre part, l'insertion inférieure du muscle se trouve
détruite, il est désinséré, et sous l'influence de sa toni-
cité, ses fibres contractiles se rétractent, ou diminuent
de longueur. Le rapport entre la partie charnue et la
partie tendineuse du muscle est donc modifiée, et voici
ce qu'on trouve à ce sujet dans le Traité de physiologie
de M. Mathias Duval ; « La longueur d'un tendon dépend
de l'étendue et de la nature du mouvement. Là où le
mouvement doit être étendu et puissant le tissu musculaire règne dans toute la longueur de l'appareil musculaire. Là où les mouvements des parties osseuses sont
peu étendues, où il suffit pour les produire de légers
raccourcissements du muscle, nous voyons les fibres de
celui-ci être courtes, et une grande partie du muscle est

remplacée par un tendon. Tel est le cas des nombreux muscles de l'avant-bras; en effet, une longueur plus considérable de la fibre musculaire eût été superflue pour produire un déplacement aussi peu considérable que la flexion de la main sur l'avant-bras, des phalanges les unes sur les autres ».

Ainsi le droit antérieur, qui était un muscle à fibres musculaires longues, comme ceux qui ont à exécuter des mouvements puissants et étendus, prend après la formation d'un cal fibreux la structure d'un muscle destiné à produire des mouvements de peu d'étendue. De plus, comme il s'est rétracté, sa contraction est moins énergique, il travaille moins, il s'atrophie. Si donc l'atrophie est la cause de l'impotence, les causes de l'atrophie sont l'allongement du tendon, la diminution de la partie contractile du muscle et de l'intensité de ses contractions. C'est aussi l'opinion de M. Berger, qui parle de l'atrophie du triceps comme cause de l'impotence, mais qui fait de cette dégénérescence une conséquence de la persistance de l'écartement des fragments. Si ces désordres sont bien les véritables causes de l'impotence, le rapprochement et la suture des fragments, qui font disparaître ces anomalies, doivent donc rétablir les fonctions du membre. Or, les observations qui suivent montrent bien que ce résultat a été obtenu, et justifie pleinement cette opération.

OBSERVATION I.

(Cameron, 1877, British med. Journ., 3 nov. 1883.)

Déchirure du cal fibreux, traité sans résultat par les procédés ordinaires.

Le 29 octobre 1876, le Dr Cameron reçut, à l'infirmerie de Glascow, un homme qui avait une fracture transversale de la rotule. Il le traita par la méthode ordinaire et le renvoya au bout de huit semaines avec un faible écartement et une solide union fibreuse quelques jours plus tard, le 8 janvier 1877, il revint à l'hôpital, avec une déchirure de son cal fibreux produite par de brusques mouvements exécutés pendant qu'il était ivre. Les [fragments étaient largement écartés, le Dr Cameron le traita de nouveau pendant huit semaines, mais, voyant qu'il n'avait obtenu aucun résultat, il se décida à faire la suture.

5 mars. Incision longitudinale sur la face antérieure de l'articulation ; on trouve des fragments de volume à peu près égal, unis par une bande fibreuse d'environ un pouce. Elle s'insérait sur les surfaces fracturées et sur deux petites saillies osseuses qui se trouvaient sur chacune de ces surfaces. Ce lieu fibreux fut enlevé, on aviva les bords amincis des fragments, qui furent rapprochés et maintenus à l'aide de deux solides fils d'argent, dont on laissa sortir les extrémités entre les lèvres de la plaie. Le malade guérit sans suppuration, ni fièvre. On n'obtint pas de réunion osseuse à cause du peu d'épaisseur des surfaces amincies par la résorption. Cependant le malade quitta l'hôpital avec un membre qui pouvait lui rendre des services.

M. le Dr Cameron a eu l'obligeance de nous envoyer la figure que nous reproduisons ici et la note suivante, que nous nous empressons

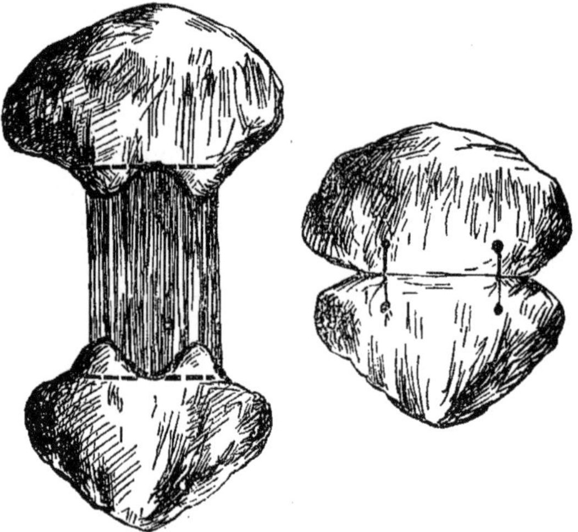

de publier : « Lorsqu'un os long a été brisé et que les fragments restent désunis, il est bien reconnu que leurs extrémités subissent une altération considérable, par résorption. Non seulement toutes les aspérités des surfaces disparaissent, mais les extrémités des fragments se raccourcissent et s'effilent. La différence que l'on trouve entre une fracture récente et une fracture vieille de plusieurs mois est la même que celle que nous avons entre un crayon neuf et un crayon taillé. Comme le montre cette figure, c'est une altération de ce genre que l'on voit sur les fragments de cette rotule. Non seulement toutes les irrégularités des surfaces ont disparu, mais les angles des fragments étaïent résorbés, ce qui diminuait beaucoup leur grosseur. La seule production osseuse qu'on leur voyait était, sur chaque fragment, deux saillies osseuses donnant attache au cal fibreux. Il est évident qu'il y avait eu tendance à une union osseuse entre ces points qui tendaient à se rejoindre à travers l'intervalle, sans avoir pu arriver à s'affronter. Si j'avais pratiqué l'avivement sur toute la largeur des fragments pour souder leurs surfaces correspondantes, j'aurais trouvé de la difficulté pour les rapprocher. Je me contentai donc d'enlever les saillies osseuses dont il a été question, et de réunir ces surfaces un peu étroites (les pointillés représentent la marche de l'instrument tranchant). Après la réunion des fragments, par suite de la résorption de leurs angles, la rotule avait la forme d'un sablier. Les fragments n'étaient pas en contact d'un bout à l'autre de la largeur de l'os primitif.

« Cette observation montre de nouveau ce fait clinique important : que si une courte union fibreuse laisse un membre très serviable, elle diffère toujours d'une consolidation osseuse, non seulement parce qu'elle peut être tendue et s'allonger, mais encore parce qu'elle peut être transversalement déchirée par une contraction musculaire, sans qu'il y ait ni chute, ni traumatisme. « Et nos statistiques d'hôpital nous montrent que ces faits se reproduisent dans une très large proportion pendant des mouvements violents et inconsidérés de l'ivresse. »

OBSERVATION II.

(Smith, 1878. The Lancet, 1878, rap. Chauvel, nov. 1883.)
Déchirure du cal fibreux, traité sans succès par les procédés ordinaires.

Homme, 22 ans, fracture sous-cutanée de la rotule droite, guérit avec large écartement. Déchirure du cal fibreux dont on obtient la réunion à l'aide d'appareils, mais le malade ne marche qu'avec deux bâtons, et un an après, il a un écartement de deux pouces, mouvements limités, atrophie musculaire considérable. Opération le 18 mai 1878, incision longitudinale de cinq pouces, dissection et libération des fragments, rafraîchissements des surfaces, rapprochement impossible. On incise largement de chaque côté des fragments ans les rendre plus mobiles. La section sous-cutanée du triceps, trois pouces au-dessus de l'article, permet de rapprocher les fragments. Perforation sur deux points de chaque fragment, fil d'argent, apposition parfaite. Drainage ; le 18 juin, on essaie d'enlever les fils, mais ils se brisent près des os. Mouvements passifs, marche. Sort le 25 juillet ; les usages du membre se rétablissent rapidement.

OBSERVATION III.

(Royer Bell, 1879. The Lancet, II, 1879, rap. Chauvel, 7 nov. 1883.)

Fracture itérative, on ne peut rapprocher les fragments par les procédés ordinaires.

Homme, 27 ans. Fracture sous-cutanée de la rotule droite, le 24 septembre 1878. En janvier 1879, séparation des fragments que l'on ne peut rapprocher, marche pénible, travail impossible, écartement de plus d'un pouce, la peau adhère au cal fibreux. Opération le 12 juillet 1879. Incision longitudinale, libération des fragments dans chacun desquels on fait deux trous près des bords, fils d'argent forts. Pour rapprocher les surfaces il faut couper le droit fémoral et son tendon trois pouces au-dessus de la rotule. Drainage, plaie suturée, pansement antiseptique, pas d'accidents. 6 août, on commence les mouvements passifs ; 5 septembre, le patient se lève ; on enlève les fils d'argent le 27 septembre. 8 octobre, l'opéré fléchit et étend la jambe, il marche sans bâton et descend les escaliers. La flexion est de 60°. Union osseuse, parfaite en apparence, un léger sillon d'un des côtés marque le point de la division primitive.

OBSERVATIONS IV V, VI.

Royes Bell rapporte à la Société médicale de Londres, le 5 novembre 1883, que depuis il a fait trois fois cette opération, dans les mêmes conditions et avec le même succès.

Observation VII.

Lister, 1880. British med. Journ., 3 nov. 1883.)

Fracture restée deux mois sans soins.

Martha F..., cuisinière, 43 ans, dans un violent mouvement qu'elle fit pour prévenir une chute, sentit un craquement dans son genou. Elle ne put marcher ni remuer l'articulation qui, très rapidement, devint volumineuse. Il y a huit semaines que l'accident est arrivé lorsqu'elle entre à l'hôpital, le 5 novembre 1880. On n'avait employé jusque-là ni appareil ni traitement d'aucune sorte. A son entrée, on constate une fracture transversale de la rotule avec un pouce d'écartement et du liquide dans le genou.

12 novembre, opération. On enlève les tractus fibreux qui unissent les fragments, les surfaces osseuses sont avivées à l'aide de rugines et les fragments, obliquement perforés sur la ligne médiane, sont maintenus en contact par un gros fil d'argent. Leur rapprochement ne se fit pas sans quelque difficulté, la malade était forte et ses muscles puissants ; on mit la jambe et la cuisse dans l'extension pour relâcher le triceps.

La plaie est recouverte d'un pansement antiseptique, et le membre placé dans une sorte de gouttière.

La feuille de température montre qu'il n'y a pas eu un instant de fièvre, et huit semaines après l'opération, la malade se lève et marche déjà avec des béquilles. Elle quitte l'hôpital trois semaines après, elle lève son pied de trois ou quatre pouces au-dessus du sol; elle fléchit légèrement la jambe.

14 février. La malade fut réadmise pour extraire le fil, et définitivement renvoyée cinq jours plus tard.

Elle est revue en février 1883 ; elle marche sans boiter, fait de longues promenades ; c'est cependant une femme fort lourde ; elle sent que la mobilité augmente chaque jour. Elle ne peut s'agenouiller, mais de la position à angle droit elle peut facilement ramener la jambe à l'extension.

OBSERVATION VIII.

(Lucas-Championnière, 1883, inédite.)

Fracture sur laquelle trois mois de traitement ordinaire n'ont rien
produit.

Le 17 juin 1883. Albert R..., charretier, âgé de 48 ans, reçut, sur
le genou gauche, une pierre tombant d'un mur.

Le 20 juin, il est admis à l'hôpital Tenon, salle Velpeau ; on constate une fracture transversale de la rotule, le membre est aussitôt
immobilisé à l'aide d'une gouttière, puis application d'un vésica-
toire lorsque l'inflammation a disparu.

Le 23 septembre, on constate une consolidation fibreuse avec écartement énorme, on peut placer toute la main entre les fragments. La
marche est impossible, il n'existe aucun lien fibreux puissant ; le
malade ne progresse qu'en traînant sa jambe en arrière, il ne peut
soulever son talon du lit.

Bon état général.

Le 26, après avoir pris toutes les précautions antiseptiques, lavage, dans une solution phéniquée, des instruments et des mains ;
lavage à l'eau de panama et à l'eau phéniquée à 1/20 de la peau de
la région ; on chloroformise le malade et on ouvre le pulvérisateur.

M. Lucas-Championnière fait une incision semi-circulaire au
devant du genou, à convexité inférieure, semblable à celle de la
résection. Puis, relevant le lambeau, il dégage de ses parties molles
le bord inférieur du fragment supérieur. Après avoir achevé
de l'isoler de fausses membranes épaissies qui étaient placées
au devant de l'articulation, il avive tout ce bord inférieur de la rotule, avec une sorte de trichoise et une pince-gouge de Roux. A
l'aide du drill, on passe à travers l'os et le cartilage trois fils que
l'on éloigne le plus possible du bord libre. Pour faire les trous,
M. Lucas-Championnière eut l'idée de placer en arrière de la rotule
des lames souples de cuivre rouge, ce qui lui facilita beaucoup ce
temps opératoire et préserva l'articulation contre la pointe de la
mèche.

L'opération fut conduite de la même manière sur le fragment inférieur, mais il était beaucoup plus petit et il fut beaucoup plus
difficile à dégager. Il fallut l'aviver avec la gouge qui était un peu
trop étroite et qui avait de la tendance à faire des dentelures. Ce

rafraîchissement avait surtout porté sur la surface osseuse, l'avivement du cartilage fut fait au bistouri. On perce alors dans le fragment inférieur des trous correspondants à ceux du fragment supérieur, et on passe les fils. Avant de rapprocher les fragments, on résèque encore une partie des fausses membranes épaissies qui encombrent la région antérieure du genou, et l'articulation fut lavée avec une solution phéniquée au 1/20.

Pour rapprocher les fragments, on serre d'abord le fil médian, puis les deux latéraux, on les coupe assez court et on prend le soin de les courber, de façon à ce que leurs chefs, qui devaient être entièrement recouverts par le lambeau, ne fussent point douloureux sous la peau du genou. Cet affrontement des fragments qui fut très difficile et obligea à des tractions vigoureuses, n'était pas parfait, non pas qu'il y eût le moindre intervalle entre les fragments, mais quelques petites irrégularités des surfaces fracturées empêchaient le contact parfait de ces surfaces. Le lambeau rabattu fut fixé par une série de sutures au crin de Florence ; pour tout drainage on mit aux deux angles de la plaie deux tubes rigides de M. Lucas-Championnière. Le malade était mal endormi ; néanmoins l'opération ne dura pas plus de quarante minutes et ne fut pas très laborieuse. La plaie fut protégée par un pansement antiseptique et le membre immobilisé dans une gouttière en fil de fer garnie de ouate. Température le soir de l'opération 37,8.

Le lendemain, 27, beaucoup d'écoulement ; la gouttière est largement tachée de sang (on n'avait fait aucune ligature), le pansement fortement imbibé de liquide, le drainage était parfait. Pas de douleur à la pression, bien que le malade ait souffert assez vivement, ce qui paraît avoir tenu plus à la position du membre dans l'extension qu'à l'opération elle-même. T. M. 37,6, T. S. 37,2.

Le 28, nouveau pansement, le tube interne, bien que perméable, n'a rien donné ; il est supprimé, on laisse le tube externe. L'écoulement est faible, on en détermine un peu en pressant sur l'articulation ; ni douleur, ni fièvre.

1er octobre. 3e pansement, même état ; à peine d'écoulement ; on supprime le 2e tube, et on enlève la moitié des points de suture ; ni douleur, ni fièvre.

Le 5. Ablation des cinq autres fils de suture ; réunion parfaite de la plaie. En arrière et en dehors, au niveau de la partie déclive de la plaie, se trouve une excoriation due à l'acide phénique, en ce point on remplace la gaze par de la ouate salicylée enduite de pommade borique. Une goutte de pus se montre à la partie antérieure de l'incision à la place du drain. Le soir frisson. T. 39,5.

Le 6. Un petit abcès s'est formé sous la peau au point où était le drain interne. On évacue les quelques gouttes de pus qui s'y trouvent et on lave avec la solution au chlorure de zinc à 1/100. T. 38,2. Cinquième pansement.

Le 7. Très légères douleurs, encore quelques gouttes de pus ; l'ulcération phéniquée s'est étendue, sixième pansement. La température est revenue normale.

Le 8. Septième pansement, il n'y a plus de pus.

Le 10. Huitième pansement.

Le 15. Neuvième pansement, l'ulcération phéniquée se cicatrise rapidement.

Quarante-deux jours après l'opération on enlève la gouttière et le malade commence immédiatement à marcher, il lève très facilement et très haut sa jambe au-dessus du lit. On a un cal manifestement osseux, on sent les fils à la surface de la rotule, ils ne gênent en rien le malade. Les premiers temps il abusé de la marche, ce qui, ajouté à quelques mouvements passifs, a développé un peu d'hydarthrose et de douleurs du côté du condyle externe ; on applique quelques pointes de feu.

Aujourd'hui, 24 janvier 1884, le malade souffre moins, la flexion se fait presque à angle droit, et, dans la salle, il aide à porter les lourdes marmites qui servent à la distribution des vivres.

OBSERVATION IX.

(Lister. British med. Journ., 3 nov. 1883).

Fracture ancienne, impotence.

Joseph R..., soldat, âgé de 22 ans, glisse pendant une course qu'il faisait le 3 juin 1880 ; en essayant de se retenir il se fractura la rotule. A l'hôpital militaire on lui appliqua des attelles où il fut maintenu pendant sept semaines, puis on lui mit un bandage dextriné ; il sortit de l'hôpital avec un cal fibreux. Le genou était raide, *probablement à cause du triceps* qui était extrêmement atrophié. *Il lui était impossible de marcher ;* lorsqu'il essayait de le faire il tenait sa jambe avec sa main et se plaignait de sensation pénible dans le genou. L'écartement était de 3/4 de pouce.

Il fut admis dans le service de M. le professeur Lister le 27 septembre 1880. Cinq mois après son accident, le 22 octobre, je pratiquai, dit Lister, sur la rotule, une incision verticale d'environ deux pouces de long. Après avoir coupé le cal fibreux situé entre les fragments, j'avivai les surfaces osseuses et après avoir pourvu au drainage, comme je le fais en cas pareil, je perforai les fragments et je les réunis par un solide fil d'argent. Pendant quatre semaines, rien à noter, aucune élévation de température. J'essayai alors des mouvements passifs que le malade ne put tolérer. Je le mis sous le chloroforme et j'employai une force considérable, le triceps rigide refusa de plier et la torsion du fil céda ; la cicatrice qui était fermée dans toute sa longueur, sauf au point où elle donnait issu au fil, s'ouvrit. Nous entendîmes le bruit de l'air qui pénétrait dans l'articulation en même temps que les fragments s'écartaient. J'injectai dans l'articulation une solution antiseptique, précaution que, je l'avoue sincèrement, je regarde aujourd'hui comme ayant été probablement superflue.

Six jours plus tard je fis une seconde opération. De nouveau on donna le chloroforme, je fis une incision semblable à la première ; après avoir écarté les lèvres de la plaie, je vis que les extrémités du fil étaient restées en place, prêtes à être de nouveau tordues. J'enlevai une masse considérable de caillots qu'on trouvait entre les fragments et dans l'articulation ; le fil métallique fut tordu et nous eûmes ainsi une seconde opération sur le même malade. Nous avons ici une courbe de température doublement longue, car nous avons eu pour ainsi dire deux cas réunis en un, mais on peut voir cependant qu'il n'y a eu aucune élévation de température. En temps opportun j'enlevai le fil, mais je m'abstins de tout mouvement passif, et, lorsque la plaie faite pour l'extraction du fil fut cicatrisée, le malade quitta l'hôpital, environ huit semaines après la seconde opération.

Le genou était raide, mais le malade pouvait marcher. J'étais déjà satisfait de ce résultat, puisque, avant l'opération, la marche était impossible. Il revint nous voir le 22 février 1883 et voici la note que je pris à ce moment : « La rotule est absolument normale, sauf une légère irrégularité des deux lèvres de la fracture. Sa surface est complètement lisse, aucun intervalle entre les fragments, il y a évidemment union osseuse, la flexion atteint 60°, l'extension est presque complète. L'été dernier le malade a abandonné son bâton et repris ses occupations de jardinier. Il ne peut pas s'agenouiller, mais tous les autres mouvements sont possibles ; en mettant sa jambe en légère extension, il franchit une palissade. Pendant la marche la claudication est à peine perceptible. »

Le Professeur Lister présente son malade à la Société médicale de Londres.

On constate alors que l'opéré fléchit le genou à angle droit, et qu'il marche sans aucune claudication. Il dé care lui-même qu'il est debout toute la journée, et qu'il lfait son métier sans fatigue.

Le grand intérêt de cette observation paraît résider, dit Lister, dans le progrès survenu sans aucun mouvement provoqué, et comme un simple résultat du travail naturel du membre.

OBSERVATION X.

(Poncet, 1881, rapp. Chauvel.)

Homme. Fracture sous-cutanée ancienne, mal consolidée ; pas de réaction, le résultat de la suture paraît très bon. (Lyon médical, n° 50, 1881.)

OBSERVATION XI.

(Bryant. British med. Journ., 17 nov. 1883. Turner.)

Dame nerveuse. Lavage à l'eau iodée, plaie guérie au bout de huit jours, genou un peu raide, mais rendant cependant de grands services.

OBSERVATION XII.

(Cameron, 1882, inedite.)

Fracture ancienne, impotence.

James Walker, marin, âgé de 44 ans, violemment renversé sur le pont par une vague, en octobre 1880, se fractura la rotule. On le releva insensible et il resta ainsi pendant dix jours ; après ce laps de temps il fut reçu à l'hôpital, en Pensylvanie, où on le traita pour ses blessures, mais on ne s'occupa pas tout d'abord de sa frac- ture. Quelques semaines plus tard, pour rapprocher les fragments, on lui mit un appareil qu'il a toujours porté depuis. Il peut marcher sans ce soutien, mais il tombe au moindre faux pas.

Il fut admis le 21 mai 1882 à Western Infirmary.

En l'examinant, on constate que les fragments sont séparés par une distance d'un pouce et demi, mais on peut les rapprocher ; sur la surface supérieure du fragment inférieur, on sent deux saillies d'os, comme s'il s'était fait un certain travail de consolidation osseuse.

Le 23. On chloroformise le malade, le Dr Cameron fit une incision transversale, et ouvrant ainsi la cavité articulaire, il put ruginer les surfaces fracturées, puis les rapprochant aussi près que possible, il passa à travers les fragments un fil d'argent de fort calibre. Le contact n'était pas absolument parfait dans toute l'étendue des surfaces fracturées. On fit une contre-ouverture au côté externe de la jointure, par où on passa un tube à drainage. Le fil d'argent fut coupé ras et les extrémités martelées, car il devait rester dans la rotule. On réunit les lambeaux de la plaie à l'aide de suture, la plaie fut protégée par un pansement antiseptique et le membre immobilisé dans une gouttière.

Le 24. Le malade n'a pas dormi à cause de la douleur. Température normale, appétit bon ; on fait un nouveau pansement ; la plaie a un bel aspect, l'écoulement est peu abondant et entièrement séreux.

Le 25. Le malade a dormi, pouls plein, lent, température normale ; nouveau pansement, pas d'écoulement.

Le 26. Même état.

Le 29. Nouveau pansement, la plaie a bon aspect, écoulement séreux insignifiant.

1er juin. On enlève le pansement et on retire les sutures du lambeau ; le malade se sent très bien.

10 juillet. La blessure est complètement guérie, on laisse le membre dans une gouttière jusqu'à ce jour et le malade quitte aujourd'hui l'hôpital.

L'union est complète sur le côté droit de la rotule, mais du côté gauche il y a un léger intervalle à gauche. Les mouvements de la jointure très étendus et il n'y a pas de douleur.

Le malade est revu en janvier 1884, il marche sans aucune claudication perceptible ; sa profession l'oblige à marcher pendant toute la journée, il n'éprouve aucune fatigue, et il a abandonné l'appareil qu'il était obligé de porter avant l'opération.

Diverneresse.   4

OBSERVATION XII (bis).

Walsh, British med., 15 décembre 1883, p. 1191).

Fracture traitée par la gouttière, impotence.

Femme, 35 ans, entrée à l'infirmerie le 5 décembre 1883. Six mois avant elle s'est fracturée la rotule en faisant une chute. On place le membre dans un appareil plâtré. Mais jamais elle n'a pu mouvoir sa jambe, l'impotence est complète.

Le 6. Opération : on fait une incision courbe, les fragments sont adhérents, on les débride en enlevant les parties fibreuses. On fait la suture avec deux fils d'argent.

Les fragments se rapprochent au centre, mais non aux extrémités. Température normale. La malade sort la septième semaine ; il y a un peu de gêne de la flexion, mais il n'est pas douteux que tout ira bien.

Ainsi de ces treize malades, celui de Cameron est le seul qui eut une courte union fibreuse; mais nous en avons l'explication dans l'état des fragments, et encore le résultat fonctionnel était-il assez satisfaisant.

Smith, Royes Bell, font cinq opérations à la suite de déchirures du cal fibreux, ils obtiennent toujours des résultats fonctionnels excellents, et des consolidations osseuses.

Dans l'observation VII, il s'agit d'une malade qui était restée deux mois sans soins Or, pendant cette période il se fait le travail de résorption signalé par Cameron, en même temps il se forme sur les bords des fragments des productions fibreuses qui recouvrent les surfaces fracturées, et rendent leur affrontement impossible si on ne pratique pas leur avivement. Aussi, Lister se décida à ne pas employer les appareils, et il eut recours de suite à la suture. Il obtint de la sorte une union osseuse et des résultats merveilleux.

M. Lucas Championnière avait traité son malade pendant trois mois avec les procédés ordinaires sans obtenir aucun résultat, lorsqu'il se décida à pratiquer la suture. Après l'opération, le malade voit son triceps augmenter de volume ; n'est-ce pas là un fait qui montre bien que l'écartement des fragments est la cause de l'atrophie et de l'impotence.

Tous ces malades étaient dans l'impossibilité de marcher ; on rapproche les fragments de leur rotule, on la suture ; aucune élévation de température, nul accident, leur vie n'est pas un seul instant en danger, et quelques semaines après ils peuvent quitter l'hôpital et commencer à marcher. Le triceps, auquel on a rendu son insertion et qui a repris sa conformation normale, se contracte avec une énergie croissante ; en reprenant ses fonctions, sa nutrition s'active, l'atrophie disparaît, et au bout de quelques mois toute sa vigueur est revenue; les opérés marchent sans bâton et sans boiter.

Nous ne connaissons guère que les résultats de ces quelques faits qui suivent, mais dans aucun il n'y a eu d'accident et les mouvements ont toujours été bons. (British med. Jour, 17 déc. 1883.)

OBS. XIII. Howse. — Motilité parfaite.

OBS. XIV. Howse.—La rotule se cassa pendant des mouvemenets passifs. Les mouvements qui ne sont pas encore parfaits sont plus considérables qu'avant l'opération.

OBS. XV. Howse. — Le malade est en bonne voie de guérison.

OBS. XVI. Ruchton-Parker. — Bons mouvements.

OBS. XVII. Wood. — Bons mouvements.

Obs. XVIII. Wood. — Mouvements partiels.

OBS. XXI. Olivier. Pimberton. — Bons mouvements. L'union fibreuse est plus solide au bout de trois mois.

Nous avons réuni dans le groupe suivant un certain nombre de cas dans lesquels l'opération a été suivie de réaction et de suppuration. Et malgré ces mauvaises conditions les malades ont pu retrouver l'usage de leur mèmbre la possibilité de la marche qu'ils n'avaient pas avant l'opération.

Obs. XX. Gœrink, 1880. Troubles de la marche, fracture datant de trois mois. Opération, pas de drainage, réaction modérée. Mobilité normale. Réunion solide.

Obs. XXI. Hartwich, 1882. — Mauvaise consolidation obligeant le malade à venir à l'hôpital. Opération, réaction moyenne. Marche satisfaisante. Réunion solide.

Obs. XXII. Dicken, 1883. — Fracture datant de trois semaines et demie. Incision transversale. Réaction. suppuration modérée ; on prévoit un bon résultat.

Obs. XXIII. Kœnig, 1880. — Mauvaise consolidation, fracture datant de cinq mois. Ecartement de deux centimètres. Incision transversale, réaction vive, l'opéré marche sans bâton.

Obs. XXIV. Ude, 1878. — Déchirure du cal d'une ancienne fracture datant d'un an. Légère réaction après l'opération. Le malade habite au deuxième, marche et travail. Cal fibreux de un centimètre.

Obs. XXV. Jordan Lloyd. — Les fragments ne peuvent être rapprochés qu'à un pouce l'un de l'autre, même après la division du triceps, et des incisions latérales dans l'aponévrose. La plaie que l'on fit pour retirer le fil suppura sans affecter la jointure. Mouvements partiels.

Obs. XXVI. Sydney-Johns. — Le malade voulut travailler avant qu'on fît des mouvements passifs. Suppuration obligeant à des incisions. Mouvements partiels.

Dans les faits qui suivent, les résultats sont moins satisfaisants ; dans les quatre premiers nous n'avons pu indiquer qu'elles furent les suites de l'opération, mais dans les autres les désordres locaux semblent avoir exercé une influence funeste sur les résultats.

Obs. XXVII. John Smith. — Ankylose.
Obs. XXVIII. John Smith. — Ankylose.
Obs. XXIX. John Smith. — Ankylose.
Obs. XXX. Howse. — Ankylose.
Obs. XXXI. Schede, 1877. — Pas de consolidation, incision transver-

sale. Le fragment supérieur assez petit s'est retourné, la surface fracturée dirigée en arrière. Deux sutures, drainage, pansement au thymol, réaction violente, suppuration de l'article, cal osseux ; ankylose.

Obs. XXXII. Pye. — Suppuration, ankylose.

Obs. XXXIII. Holmes. — Suppuration, ankylose.

Obs. XXXIV. Treudelenburg, 1882. — Première fracture le 19 février, nouvelle fracture en septembre. Réaction modérée, suppuration, réunion solide. Raideur de l'article.

Obs. XXXV. Mansell-Moulin. — Après avoir introduit les fils dans les fragments on ne put les rapprocher, l'opération fut abandonnée. Résultat ni mieux ni pire.

OBSERVATION XXXVI.

(Turner. British med. Journ., 17 novembre 1883. Société clinique de Londres, séance du 9 novembre.)

Henri, S. T. C., 39 ans, marin, fut admis à l'hôpital maritime de Greenwich, en août 1881. Il s'était fracturé une première fois la rotule en 1859, Traitement ordinaire. Cal fibreux. Ce cal a été distendu graduellement, il s'était rompu au commencement de 1881. Lorsqu'il se présenta à l'hôpital, il avait donc une fracture non consolidée, datant de 6 mois ; il y avait trois pouces d'écartement, le malade ne marchait qu'avec un bâton.

Le 26 octobre on fait l'opération : éthérisation ; incision verticale. Le fragment inférieur était petit et divisé en deux fragments secondaires ; la perforation oblique n'eût pas été possible, deux fils furent passés à travers le fragment supérieur et le plus large des deux inférieurs. Drainage et pansement de Lister.

Le 28 et 29 température normale.

Les trois jours suivants, T. 99°,3 et 100°,2.

Le 1er novembre. Frisson. T. 100,8 ; on donna issue à un peu de pus. Pendant la quinzaine suivante, la température oscillait entre 100 et 102, tombant à la normale le matin.

Après le 31 novembre l'écoulement diminua ; les blessures guérissent, les fils furent retirer le 9 février.

On ne tenta aucun mouvement passif, *le malade ne voulut pas y consentir, disant qu'il n'avait besoin que d'un genou raide.* La rotule légèrement élargie était peu mobile sur les condyles fémoraux. Le *malade ne marchait pas mal bien que le genou fut raide.*

Nous avons donc dans cette série ; une fois de la roideur articulaire, huit fois de l'ankylose. Mais ce dernier résultat n'est pas un insuccès absolu. C'est une amélioration dans l'état du malade qui a un genou raide, mais solide, avec lequel il peut marcher, ce qu'il ne faisait pas avant avec une jambe de polichinelle. Ce ne sont pas seulement les opérateurs qui se montrent satisfaits de ce résultat, les malades eux-mêmes en paraissent souvent enchantés, tant ils trouvent cette situation préférable à celle qu'ils avaient avant, exemple le malade de Turner.

En résumé nous avons :

20 fois de bons résultats sans aucun accident avec 10 unions osseuses, 2 courtes unions fibreuses, et 8 fois aucune indication précise à ce sujet.

7 fois de bons résultats malgré les accidents consécutifs, avec 4 unions osseuses, 1 courte union fibreuse, 2 sans indication.

1 fois l'opération est suspendue.

9 fois les accidents qui suivirent l'opération semblent avoir été la cause de l'ankylose qui n'est qu'une amélioration.

Enfin les trois cas de mort de Bull, Wood, M. Cormac portent à quarante le nombre des cas anciens opérés que nous avons pu recueillir.

Nous avons dit, dans le précédent chapitre, ce que nous pensions des accidents consécutifs à l'opération et des moyens de les prévenir, ajoutons que la méthode antiseptique n'était guère connue et peu pratiquée avant 1880. Ici, nous n'avons à nous occuper que des résultats fonctionnels, et il nous semble à la fin de cette étude, qu'en prenant toutes les précautions opératoires nécessaires, on arriverait à diminuer considérablement, sinon à faire disparaître, les résultats incomplets.

Avec les procédés ordinaires, lorsqu'on se trouve en présence d'une rupture d'un cal fibreux, on s'estime très heureux d'obtenir une seconde consolidation fibreuse après une longue immobilisation. Le résultat est jugé bon si l'impotence n'est pas plus considérable qu'avant, et on cherche à la maintenir dans ses limites à l'aide d'appareils prothétiques toujours embarrassants.

Mais lorsqu'il s'agit de combattre l'impotence, quels moyens peut-on employer si l'on repousse la suture? Nous les trouvons indiqués par Bonnet (Revue médico-chirurgicale de 1851, t. X, p. 339). Dieffenbach fait la section sous-cutanée du triceps et il essaye d'aviver les fragments en les frottants l'un contre l'autre. A l'aide d'un ténotome. Malgaigne essaye de pratiquer cet avivement, il combine ce moyen avec la section du triceps. Pendant les quatre premiers jours le genou fut douloureux et tuméfié par une hydarthrose ; le septième jour elle était assez diminuée pour que l'on pût appliquer les vis ; légère inflammation. On obtint une grande amélioration dans l'état du malade, l'écartement qui était de 6 centimètres fut réduit à 3 centimètres. Pour ces deux chirurgiens la cause première de l'impotence était bien l'écartement des fragments, leur désir était d'atteindre le but auquel on arrive par la suture ; et ils cherchaient à y arriver par les moyens qu'ils avaient alors.

On a proposé d'électriser le triceps. Rien ne s'oppose à ce que l'on emploie ce moyen après la suture. Mais lorsqu'il a été employé seul il n'a pas donné de résultats bien satisfaisants. M. Petit, qui préconise ce moyen, a eu occasion de l'employer dans le cas suivant de fracture ancienne sans obtenir d'amélioration notable :

Le 12 octobre 1880. Delbecq est admis à l'hôpital de la Pitié, salle Saint-Louis, pour une faiblesse du membre inférieur gauche qui le gêne beaucoup pour marcher. Ecartement de deux travers de doigt entre les fragments réunis par un cal fibreux peu épais : impossibilité de soulever le membre dans l'extension, le malade était couché ; marche facile, mouvements libres, mais chutes fréquentes ; le membre se fléchit involontairement, sans que le malade puisse s'y opposer ; diminution évidente du volume du membre malade, comparé au membre sain, à la vue, à la palpation : cuisse flasque, on sent à peine la contraction du vaste externe, point celle du droit antérieur.

Mensuration	Membre malade.	Membre sain.
Cuisse, 20 cent. au-dessus de la rotule	44 cent. 0	47 cent. 5
Jambe, 10 cent. au-dessous	36 — 5	39 — 5

Le malade reste dans le service jusqu'au 20 novembre. On fait tous les deux jours un séance de faradisation.

Mensuration	Membre malade.	Membre sain.
Cuisse, 20 cent. au-dessus de la rotule	45 cent.	47 5
Jambe, 10 cent. au-dessous	32 —	39 5

Le membre malade ne peut encore se soulever seul au-dessus du lit, mais il y reste dans l'extension lorsqu'on l'a mis dans cette position.

Un peu plus de solidité de la masse musculaire. D. se sent plus solide sur ses jambes.

Il ne faut pas oublier toutefois que si la suture donne de meilleurs résultats que les autres procédés, l'opération n'est pas sans quelques difficultés dans les fractures anciennes. Ce serait même dans les cas anciens surtout que l'on aurait quelques obstacles à surmonter. Nous ne pourrions mieux faire que de reproduire ce que dit Lister : « Les cas anciens sont à tous égards plus mauvais que les cas récents, comme sujet d'opération. Dans les fractures anciennes ce sont des fragments déjà diminués par absorption qu'il faut encore rogner. Parfois ils sont assez éloignés l'un de l'autre pour qu'en les mettant en contact. on produise une tension (1) considérable, qui peut être la cause à travers le système nerveux de troubles inflammatoires. Causes qui affaiblissent et diminuent le pouvoir de résistance des tissus contre les agents septiques. Pour affronter les fragments, il faut

(1) Voir l'influence de la tension sur la suppuration. Lucas-Championnière, Chirurgie antiseptique, 1880.

parfois diviser le triceps, qui est une partie assez vasculaire. En augmentant ainsi la longueur de l'opération, le chirurgien peut oublier quelquès précautions antiseptiques importantes. »

Pfeil–Schneider (Archives, t. XXVI, p. 287, 1881), signale aussi ces difficultés pour les cas anciens. Il ajoute que souvent le temps de l'opération, qui consiste à détacher les brides fibreuses des bords de la fracture, est quelquefois laborieux.

Pour nous, nous croyons que, si un malade atteint d'une fracture de la rotule vient après plusieurs mois demander à ce qu'on lui rende la marche possible, ou tout au moins plus facile, un chirurgien, quelque peu expérimenté et pratiquant rigoureusement la méthode antiseptique, à le droit d'ouvrir l'articulation et de faire la suture. Réservant les procédés ordinaires et les appareils de prothèse pour ceux qui refusent l'opération, n'ayant pas besoin de l'intégrité et du jeu régulier de tous leurs membres pour soutenir la lutte de l'existence.

CHAPITRE V.

APPLICATIONS DE LA SUTURE OSSEUSE AUX FRACTURES RÉCENTES.

Nous avons vu que l'idée de suturer la rotule remonte à une époque éloignée, qu'elle fut mise à exécution un certain nombre de fois, puis, à peu près oubliée jusqu'à ce jour, où l'on peut, à l'aide de l'antisepsie, pratiquer avec succès un certain nombre d'opérations jugées jusqu'alors téméraires et trop dangereuses. Mais il ne faudrait pas croire que la suture de la rotule fut une des premières que l'on fit avec cette nouvelle méthode, et qu'elle fut tentée par un coup d'audace.

Bien au contraire, les chirurgiens qui, les premiers, l'entreprirent, n'y arrivèrent qu'après avoir fait une série d'opérations qui, présentant de plus en plus des caractères d'analogie avec elle, donnèrent de bons résultats. C'est ce qui ressort nettement du début du discours par lequel M. Lister ouvrit la séance de la Société médicale de Londres, et dans lequel il cita les cinq belles observations que l'on trouvera à la fin ce chapitre : « Il y a quelque temps, M. Holmes, me fit remarquer qu'il serait bien de ma part d'exposer devant le corps médical les statistiques des opérations que j'avais faites pour les fractures de la rotule. Mais avant d'entrer dans le sujet, je veux faire d'abord quelques remarques sur les circonstances qui m'y ont conduit. J'avais souvent exprimé à M. le Dr Cameron, cette opinion : que la suture métallique, que nous employons avec les procédés antiseptiques dans les fractures du corps des os longs, pourrait, dans certains cas déterminés, être employée avec avan-

tage dans les fractures de l'olécrâne et de la rotule.
Lorsque, en 1873, j'eus à soigner un homme de 45 ans, qui,
cinq mois avant, avait reçu sur le coude un coup de bâton de policemen. A son admission, il y avait une intervalle considérable entre l'olécrâne et le corps de l'os,
et, quoique le membre fut musclé, il était plus faible que
l'autre bras, le malade ne pouvait l'étendre sans l'aide
de l'autre main.

« Le 8 mars, je mis à jour le siège de la fracture et la
surface articulaire de l'humérus ; je pratiquai la suture
et le malade guérit sans fièvre ni suppuration. Depuis,
j'eus la satisfaction d'apprendre que cet homme maniait
toute la journée un marteau dans un chantier de con-
struction marine. »

En 1877, quelques mois après que le Dr Cameron eut
fait sa première suture de la rotule, pour une fracture
ancienne, Lister eut à soigner un homme qui, dans une
chute de cheval, venait de se faire une fracture de la
rotule ; il essaya inutilement pendant plusieurs jours à
rapprocher les fragments à l'aide d'un appareil.

C'est alors qu'il voulut tenter de rétablir les fonctions
du triceps crural en suturant la rotule, comme il avait
rétabli celles du triceps brachial, en suturant l'olécrâne.
Après avoir fait son incision, il trouva entre les fragments un magma solide et assez adhérent. On avait là
l'explication de l'impossibilité où l'on s'était trouvé d'o-
pérer le rapprochement ; il était bien évident que, dans
ce cas, la ponction même de l'articulation eût été impuissante et que l'ouverture de l'articulation permettait
seule de lever l'obstacle et était parfaitement indiquée.
Les mêmes indications à l'opération se retrouvent dans
les cas de Wahl (chap. III, p. 28), Beauregard (chap. V,
p. 68).

Depuis, encouragée, par le succès obtenu, un grand
nombre d'autres chirurgiens, qui considèrent le défaut
de consolidation osseuse et l'écartement des fragments

comme la cause de l'impotence, suivirent cette méthode ;
nous avons pu relever 46 cas de fractures récentes ainsi traitées ; et ce chiffre, qui ne représente certainement pas tous les cas opérés augmentera tous
les jours. En effet, quel que soit l'appareil employé, on
n'arrive jamais à maintenir les fragments d'une façon
parfaite et continue, « les appareils, les bandages,
quelle que soit leur forme, font tous basculer la rotule de
façon que la surface fracturée se porte en avant. » Tel
était le reproche que leur faisait Bonnet, (1) en 1851.

Malgré les perfectionnements qu'on y a apportés aucun ne remplit encore d'une façon parfaite le but que
l'on se propose : la preuve c'est que tous les jours on les
modifie, et pas un n'est encore employé à l'exclusion des
autres, ou n'a obtenu la priorité ; et, aujourd'hui encore,
Gosselin dit : « Pourquoi nos moyens de traitement ne
réussissent-ils pas toujours à empêcher cette consolidation imparfaite. La première raison, c'est que nous arri-
vons difficilement à affronter les surfaces téguméntaires
et à empêcher cette consolidation imparfaite. » On par-
vient bien quelquefois, à l'aide de certains appareils, à
les mettre en contact, mais le triceps peut surmonter peu
à peu l'obstacle qu'on lui oppose et ce contact ne dure
pas longtemps. D'autre part, la douleur fait instinctive-
ment fléchir un peu la jambe, ce qui favorise l'écartement, et, si l'on veut appliquer un appareil assez serré
pour empêcher ce mouvement, le malade ne peut le supporter. La douleur et les eschares sont toujours à crain-
dre avec ces appareils, comme avec tous ceux qui exer-
cent une pression forte et continue sur une même
surface.

Sans doute les chirurgiens qui cherchent surtout à
combattre l'atrophie du triceps se contenteront de ce
rapprochement plus ou moins parfait à l'aide des

(1) Bonnet. Revue médico-chirurgical, 1851, t. X, p. 339.

appareils et électriseront le muscle. Mais en cherchant les causes de cette atrophie qui se manifeste dès les premiers jours après l'accident, nous allons voir si nous n'aurions pas, dans la suture, le meilleur moyen de faire disparaître ces causes, et par conséquent de prévenir et de combattre l'atrophie.

Dans les fractures ordinaires, les tissus et surtout le périoste du voisinage de la fracture se gonflent et s'injectent, il se fait là un travail réparateur qui aboutit à l'épanchement d'une lymphe plastique qui ne tarde pas à s'organiser et à former le cal ; mais ce surcroît de travail se fait aux dépens de la nutrition des parties environnantes, il se passe ce que l'on appelle la dérivation du travail nutritif. Or, dans les fractures intra-articulaires et par conséquent dans celles qui nous occupent en ce moment, le résultat de ce travail, la lymphe et les matériaux qui serviraient à la formation du cal tombent dans l'articulation, où ils sont dissous par la synovie.

Les tissus environnants continuent cependant à les sécréter, et ainsi se trouve augmentée la durée de cette dérivation, qui se fait au détriment des parties voisines. Quoi d'étonnant alors que ces dernières s'atrophient. Mais là n'est pas encore la seule raison : le traumatisme, dans les cas de fractures par violence extérieure, produit toujours de l'arthrite ; et, dans les fractures par effort musculaire, la présence et le séjour prolongé de l'épanchement sanguin déterminent un certain degré d'épanchement inflammatoire et de congestion articulaire. Or, Roux veut que la distension causée par le liquide, soit la cause de l'atrophie. Sabourin admet que l'inflammation a gagné par voisinage les terminaisons nerveuses et le muscle. Vulpian (1) attribue l'atrophie à l'irritation par l'arthrite des extrémités des nerfs de l'articulation. Ce qui déterminerait, dans le foyer d'ori-

(1) Leçons sur l'appareil vaso-moteur, t. II, p. 328, 1875. Thèse de Valtat. p. 136, Paris, 1877.

gine des fibres nerveuses destinées aux muscles, une modification, sous l'influence de laquelle s'affaiblirait l'acti-
vité des éléments anatomiques de cette partie de la
substance grise de la moelle.

Nous n'apprécierons pas ces différentes théories, mais
si nous y ajoutons celle de l'immobilité prolongée qui a
été la plus anciennement donnée, nous constatons que
toutes les causes par lesquelles les observateurs ont
voulu expliquer l'atrophie musculaire se trouvent réunies dans les fractures de la rotule, et que la suture est
encore le meilleur procédé pour les faire disparaître. En
effet, par cette méthode, les malades au lieu d'être con-
damnés au repos et à l'immobilité pendant soixante
jours, et souvent plus, peuvent commencer à marcher
après six semaines. La suture qui rapproche les fragments, ferme en même temps l'articulation et empêche la
chute au milieu du liquide synovial, des éléments destinés à former le cal ; l'ouverture de l'articulation et son
lavage font disparaître l'épanchement et diminuent tout à
la fois l'acuité de l'arthrite. Enfin, sur les 46 cas de fractures récentes, on signale seulement une ankylose fibreuse
(*Davyes Colley.*, n° VII, p. 62) et deux cals fibreux
(*Davyes Colley.*, obs. XXXVII, Beauregard, obs. XXXIX,
chap. V, p. 68.)

On évite ainsi les accidents consécutifs à une consolidation fibreuse, on ne voit pas le cal fibreux interfrag-
mentaire céder peu à peu aux contractions du triceps
crural s'allonger, s'amincir, et, d'autre part, le ligament
rotulien se raccourcir et renverser le fragment inférieur.
Faits importants à éviter, car dans ces conditions la fracture du cal devient très fréquente, et cette rupture du
cal est souvent plus sérieuse que la fracture de l'os, car
elle s'accompagne quelquefois de déchirure de la peau,
causée par l'adhérence des téguments du genou aux
ligaments. « Triste est la guér.son, dit Malgaigne, qui
laisse exposé à de si grands périls. » Sur 26 malades

traités par des appareils divers, 23 ont conservé un
écartement qui varie entre un et quatre centimètres ;
telle est la proportion des cals fibreux que l'on trouve
dans la statistique de Lecoin (1) en 1869. Et ces statisti-
tiques ne se sont guère améliorées depuis, malgré les
perfectionnements qu'on a tenté d'apporter aux appareils ; en 1879, Gosselin (2) dit que, sur 40 malades qu'il
a soignés depuis une quinzaine d'années pour des fractures de rotule, variant de un à deux centimètres, il n'en
a eu que deux sur lesquels il a pu croire à un cal osseux
ou à un cal fibreux assez solide, pour que le talon puisse
être détaché du lit. En 1883, Chauvel dit dans son rapport : « Il est incontestable que l'impotence s'observe
très souvent après le traitement par les appareils ; il est
également certain que ces troubles fonctionnels, loin de
diminuer avec le temps, s'aggravent souvent par l'allongement du cal fibreux et que nombre de malades sont
obligés de recourir non seulement à une gouttière simple
ou renforcée en avant, mais à un appareil de prothèse
avec mobilité restreinte du genou. »

Aussi, n'est-il pas étonnant qu'en présence des résultats
le plus souvent imparfaits des autres procédés, et enhar-
dis par les beaux résultats de la suture, les chirurgiens
ne se soient pas décidés à cette opération, alors seulement
qu'il y avait impossibilité de rapprocher les fragments,
ou dans les fractures ouvertes. On l'a faite encore dans
les cas de gros épanchement, avec difficulté de maintenir
les fragments en contact ; et même dans des cas simples,
pour obtenir plus sûrement un cal osseux et prévenir
toutes les suites funestes que nous venons de mentionner, et nous allons voir que toutes les observations qui
suivent ont presque toujours eu de très beaux succès.
Cela n'a rien d'étonnant, car « dans les fractures récentes, dit Lister, tout est favorable, il n'y a pas besoin

(1) Lecoin. Thèse Paris, 1869, n° 247.
(2) Cliniques chirurg. de la Charité, t, I.

d'aviver les fragments. Tout ce qu'il y a à faire est d'enlever les caillots avec une éponge, et les surfaces sont prêtes pour la coaptation. Le percement des fragments est une chose de la plus grande simplicité et une opération sans difficulté. Elle ne dure pas longtemps, ne cause aucune inquiétude au chirurgien ; il n'y a pas de secousse sur le système nerveux, pas de tension. A tous égards, les circonstances sont favorables, en pratiquant bien la méthode antiseptique. »

Rappelons d'abord les résultats malheureux dûs aux accidents qui suivirent l'opération et sur lesquels nous nous sommes expliqués au chapitre III, dans lequel nous avons cité les observations de Langenbeck, Fowler, Whyeth.

Obs. IV. Kœnig, 1880. — Homme de 71 ans. Fracture sous-cutanée datant de trois semaines. Incision transversale, suture au catgut. Suppuration, réunion fibreuse. Genou rectiligne. L'aspiration du sang était restée sans résultat. (Deutsche medicinische Wochenschrift. Wahl, Naht einer Patellenfractur, mai, n° 19, 1883.)

Obs. V. Kœnig, 1882. — Homme, 23 ans. Fracture sous-cutanée récente. Incision transversale, suture au catgut. Réaction vive, suppuration, enlèvement d'un fragment nécrosé au bout de cinq semaines. Genou rectiligne. (Wahl, même indication que plus haut.)

Obs. VI. Amphledtt. — Fracture récente. Ankylose. (British medical Journal, 17 nov. 1883. In communication de Turner à la Société clinique de Londres, séance du 9 nov. 1883.)

Obs. VII. Davyes-Colley. — Fracture comminutive récente. Mouvements passifs non tentés. Ankylose fibreuse, faibles mouvements. (In Turner, loc. cit.)

Si nous ajoutons le cas d'ankylose de Schede cité au chapitre III, on a cinq observations où les résultats sont des ankyloses, nous dirons ici ce que nous avons déjà fait observer pour de semblables faits, dans les fractures anciennes, que mieux vaut un genou raide qu'un genou trop mobile ; on évite au moins les chutes et les inconvénients de la distension du cal.

Obs. IX. Pfeil-Schneider, 1879. — Homme, 35 ans. Fracture récente de la rotule droite, gonflement considérable. Deux jours après, antiseptie, incision longitudinale de 15 centimètres. Extraction du sang coagulé et lavage de l'article. Deux sutures osseuses avec fil d'argent, drainage, sutures superficielles, pansement de Lister. Inflammation assez vive, 39,5, douleurs, sécrétion sanguinolente. Le huitième jour le malade peut soulever la jambe. Dès la douzième semaine il a repris son travail : flexion d'environ 90 degrés. Un an plus tard la flexion atteint 110 degrés. La rotule est plus haute de 1 centimètre ; les sutures profondes ont été laissées en place ; le travail est facile. (Archiv. für Klin. chirur. de Langenbeck, 1881, t. XXVI, p. 287. Rapport de Chauvel, obs. XV.)

Obs. X. Finck, 1882. — Homme, 23 ans. Fracture sous-cutanée récente. Le 8 avril, écartement considérable des fragments. Le 12 avril, incision transversale convexe en bas ; suture avec deux fils de fer qu'on laisse en place. La section de l'os ramolli par les fils oblige à faire les perforations plus loin des bases de la cassure. Suture de la peau, réaction vive, T. 39,2. Suppuration modérée. Un an plus tard, mobilité presque normale, fonctions du membre satisfaisantes. (In Wahl, loc. cit. Rapp. Chauvel, obs. XXXIII, loc. cit.)

Obs. XI. Astley Bloxham. — Fracture récente, suture. Faible écoulement purulent, pas d'élévation de température. Cal fibreux ; bons mouvements. (In Communication Turner, loc. cit.)

Obs. XII. Jesopp. — Fracture comminutive récente. Pendant neuf jours, état grave ; mouvements passifs pendant huit mois. (In Com. Turner. loc. cit.)

Nous avons cité (chap. III, p. 28 et 31) les observations de Cameron et de Wahl ; ce qui porte à six le nombre de fractures récentes, dans lesquels, malgré quelques accidents, on a eu de bons résultats.

Ainsi, sur 46 opérations pour des fractures récentes, on trouve les trois faits malheureux de Fowler, Langenbeck et Whyeth, dont nous avons parlé (chapitre III).

Cinq ankyloses. Le cas de Wahl où les accidents furent assez sérieux, 5 cas avec réaction plus ou moins vive. Trente-deux fois les résultats furent excellents et sans aucun accident ; ce sont ces observations que nous allons donner ici.

Obs. XV. Trendelenburg, 1878. — Homme, 17 ans. Fracture sous-cutanée avec écartement de la largeur du pouce, datant d'un mois et demi. Antisepsie. Incision courbe transversale, dissection, rafraîchissement, puis perforation des fragments. Leur rapprochement est très difficile ; l'os mou, poreux, se laisse déchirer. Enfin deux sutures métalliques tiennent ; la troisième se brise et est remplacée par un catgut. On passe un second catgut dans le périoste. L'opération dure une heure et demie. Guérison sous trois pansements, extension très satisfaisante. Le malade, revu après un an, jouit d'une articulation absolument normale ; la réunion s'est maintenue. (Centralblatt f. Chir. 1879, n° 36, p. 600. Rapport de Chauvel, obs. VIII).

Obs. XVI. Trendelenburg, 1883. — Homme, 30 ans. Fracture sous, cutanée datant de trois semaines. Incision transversale convexe en haut ; suture avec deux fils d'argent laissés en place. Pas de réaction, réunion solide. Mobilité satisfaisante au bout de deux mois. (In Walh, Communication du professeur Trendelenburg. Rapport de Chauvel, obs. XXXVIII).

Obs. XVII. Van der Menlen, 1878. — Femme de 44 ans. Fracture de la rotule droite. Le 6 juillet, impossibilité de la coaptation par les bandages. Le 13 juillet, incision longitudinale, ouverture et lavage de l'article. On fore un petit canal dans les deux fragments sans perforer la surface postérieure de l'os. Un fil de platine mou sert à la réunion ; ses extrémités tordues ensemble sont coupées court en avant de la rotule. Le rapprochement est parfait, on suture les plaies fibreuses et cutanées. Antisepsie absolue. Le 17 août, le blessé se lève et marche. En septembre, mouvements actifs et passifs. Six mois après l'opération les mouvements sont normaux. On ne trouve trace ni de la fracture, ni des fils de platine laissés en place. (Lancet, 1880, 30. Rapport de Chauvel, loc. cit.)

Obs. XVIII. Metzler. 1879. — Homme, 26 ans. Fracture sous-cutanée de la rotule gauche, écartement de 2 centimètres. Quatre jours après, incision transversale, lavage de l'article avec une solution phéniquée à 5 0/0, perforation des fragments à 3/4 de centimètre de leur bord, suture avec soie phéniquée. Coaptation facile, drainage. Réunion du périoste et de l'aponévrose avec la soie phéniquée, de la peau avec du catgut, pansement de Lister. Deux mois plus tard, réunion solide, pas de cal sensible. La cicatrice cutanée est intimement unie à celle du fascia et de l'os. Quatorze jours plus tard le patient marche; flexion de 30 degrés. (Pfiel-Schneider, loc. cit. Rapport de Chauvel, loc. cit.)

Obs. XIX. Rose, 1879. — Femme, 32 ans. Fracture sous-cutanée le 9 août; épanchement énorme, écartement de 2 pouces environ. Opération le 27 août, antisepsie. Incision longitudinale, libération des fragments et rafraîchissement des surfaces. On creuse deux trous dans chaque fragment. assez obliquement pour que les fils de suture soient toujours en dehors de l'article. Fils d'argent, drainage, suture de la plaie, pansement antiseptique. Les fils sont coupés et retirés la sixième semaine; les mouvements sont encore limités, mais la marche est satisfatsante. (Lancet, 1879, II, 767. Rapport Chauvel, loc. cit.)

Obs. XX. Rose, 1879. — Homme, 41 ans. Fracture sous-cutanée de la rotule droite, opérée trois semaines après. Guérison sans accidents, même suture avec des fils d'argent. A la sortie, l'opérée monte les escaliers, la jambe se fléchit à angle droit. Évidemment, le droit antérieur a conservé ses fonctions. (Lancet, 1879, II, 767. Rapport de Chauvel, loc. cit.)

Obs. XXI. (Cameron, inédite). — Un homme, âgé de 32 ans, fut admis à l'infirmerie royale de Glascow, le 7 juin 1880, souffrant d'une fracture transversale de la jambe gauche. Le fragment superieur qui était quelque peu plus petit que l'inférieur était remonté d'au moins 2 pouces, par l'action du muscle triceps.

L'accident fut, dit-on, causé par la chute d'une pièce de bois sur son genou. Une gouttière postérieure ayant été appliquée pour empêcher la flexion du genou, un bandage circulaire compressif fut fait de façon à abaisser, autant que possible, le fragment supérieur. Le pied fut maintenu dans une position élevée.

Le 29 juin, l'écartement étant encore considérable, le Dr Cameron fit sur les fragments de la rotule une incision longitudinale, coupa et enleva le tissu intermédiaire à ces fragments, perfora ceux-ci et les maintint en juxtaposition par un fort fil d'argent. Il ouvrit aussi l'articulation du genou sur son côté externe et introduit un gros drain. Tout ceci fut, naturellement, fait avec les strictes précautions antiseptiques. Le malade ne présenta aucun symptôme fâcheux, ni fièvre, ni douleur, ni suppuration, et le 22 octobre, fut capable de marcher à peu près très bien, et de fléchir la jambe parfaitement. On l'envoya alors à la campagne pour changer d'air. A son retour, il se présenta à l'hôpital le 12 novembre 1880. Le fil d'argent, dont les extrémités avaient été laissées procidentes, fut alors retiré, et on trouva qu'il s'était établi une solide union osseuse des fragments. Le malade vit dès lors la force augmenter chaque jour dans son membre.

Obs. XXII. Langenbuch, 1880. — Fracture sous-cutanée récente; incision transversale, suture avec deux fils d'argent laissés sur place. Pas de réaction, réunion solide, mobilité normale. L'aspiration de l'hémiarthrose avait été tentée sans succès. (In Walh, loc. cit. Rapport de Chauvel, loc. cit.)

Obs. XXIII. Socin, 1880. — Homme, 48 ans. Fracture sous-cutanée de la rotule droite, épanchement énorme, écartement de 3 centimètres. Une ponction capillaire faite le lendemain laisse entrer de l'air dans l'article. Immédiatement, incision transversale de 8 centimètres, lavages, suture des fragments avec du catgut fort, drainage, sutures du périoste et de l'aponévrose, suture de la peau. Après un mois, la fracture est solidement réunie, le cal sûrement osseux. Six mois plus tard l'opéré va très bien, il n'y a pas de raideur du genou. (Correspond. Blatt. f. Schweiz. Aerzte, 1881, p. 241. Rapport de Chauvel, loc. cit.)

Obs. XXIV. Kœnig, 1881. — Homme, 78 ans. Fracture sous-cutanée datant de huit jours; incision transversale, suture avec des fils de soie qu'on a laissés en place. Pas de réaction, réunion osseuse. Le 15 mars 1883, la mobilité est encore fort limitée et douloureuse. Avec un bâton le patient ne peut pas faire plus de cent pas. Une ponction de l'hémiarthrose, tentée le lendemain de la fracture, avait échouée. (In Wahl, loc. cit. Rapport de Chauvel, loc. cit.)

Obs. XXV. Lanenstein, 1882. — Homme, 5 ans. Fracture sous-cutanée. Hémiarthrose volumineuse, aspiration sans [résultat. Incision transversale courbe. Suture avec deux fils d'argent laissés en place. Réaction modérée. T. 38,5. Réunion solide, marche normale. (Deutsche med. Wochensch, 1883, n° 3. Rapport de Chauvel, loc. cit.)

Obs. XXVI. Timme, 1882. — Homme, 29 ans. Fracture récente, ouverte. Aspiration sans résultat. Incision transversale, suture avec deux fils d'argent laissés en place, puis enlevés plus tard. Réaction modérée, réunion solide. Marche normale, la flexion atteint l'angle droit. (In Wahl, Comm. de Timme, Rapport de Chauvel, loc. cit.)

Obs. XXVII. Rosenbach, 1882. — Homme, 52 ans. Fracture sous-cutanée récente. Incision transversale, sutures au catgut. Pas de réaction, réunion osseuse. Genou mobile, monte les escaliers, fonctions complètes. (In Wahl. Comm. du prof. Rosenbach. Rapport de Chauvel, loc. cit.)

Obs. XXVIII. Rosenbach, 1882. — Homme, 56 ans. Fracture sous-cutanée récente, étoilée. Incision transversale, suture au catgut. Pas de réaction, réunion osseuse. Genou mobile, fonctions bonnes. (In Wahl. loc. cit. Rapport de Chauvel, loc. cit.)

Obs. XXIX. Rosenbach, 1883. — Homme opéré à Gottingen, le 24 mars, en traitement. (In Wahl. Comm. du Dr Dicket. Rapport de Chauvel, loc. cit.)

Obs. XXX. Astley Bloxham. — Fracture récente. Suture. Bons mouvements.

Obs. XXXI. Astley Bloxham. — Fracture récente. Suture. Bons mouvements.

Obs. XXXII. Jesopp. — Fracture récente. Suture. Pas de drainage. Mobilité.

Obs. XXXIII. Teale. — Fracture récente. Le fragment inférieur est très petit, on est obligé de passer un fil à travers le ligament rotulien et dans la cavité articulaire. Bons mouvements, mais un peu de diminution dans la flexion.

Obs. XXXIV. Wheelhouse. — Fracture récente. Suture. Mobilité parfaite.

Obs. XXXV. Wheelhouse. — Fracture comminutive récente. Suture. Pas de drainage. Mobilité parfaite.

Obs. XXXVI. Golding-Bind. — Fracture récente. Suture. Encore en traitement, en voie de guérison.

Obs. XXXVII. Davyes-Colley. — Fracture récente. Le fil est passé à travers le ligament rotulien. Cal fibreux ; bons mouvements.

Obs. XXXVIII. Thomson (1). — Fracture ouverte récente. Suture. Bons résultats.

Obs. XXXIX. Beauregard. — Homme 34 ans. Fracture sous-cutanée de la rotule gauche, également de 4 à 5 centimètres, impossibilité d'un rapprochement exact. Le deuxième jour, incision longitudinale, suture osseuse avec fil d'argent traversant le fragment supérieur, et le ligament rotulien en bas. Affrontement exact, pansement de Lis-

(1) Nous avons cru qu'il était intéressant et pas absolument en dehors de notre sujet, de placer ici le curieux fait suivant de régénération osseuse totale de la rotule ; qui fut communiqué à Whyeth, par William Bull : « Adam Schiff, dans une chute sur la glace en 1878, se fit une large plaie à la jambe droite, un lambeau de deux ou trois pouces de long avait été décollé de la partie antérieure du genou, et à une telle profondeur, que le ligament rotulien était complètement désinséré, les ligaments latéraux étaient déchirés, on pouvait avec le doigt traverser l'articulation. Sur le côté externe une autre plaie communiquait encore avec l'articulation.

On lia d'abord trois artères articulaires qui donnaient du sang ; l'articulation fut lavée avec une solution phéniquée forte ; le ligament de la rotule fut suturé avec des fils d'argent; on assura le drainage par quatre drains. Tout cela fut fait sous le spray.

1er février. Changement de pansement avec l'antisepsie la plus rigoureuse.

Le 3. Le lambeau est gonflé et donne des inquiétudes.

Le 5. Le lambeau se sphacèle.

Le 17. On enlève les drains.

Le 23. Gouttière plâtrée.

12 mars. On enlève la gouttière, l'articulation est encore gonflée. Quelques mouvements passifs.

Le 14. On ouvre un abcès qui s'était formé au-dessus de l'articulation.

1er septembre. On enlève la rotule qui s'était nécrosée.

Le malade est revu le 1er mars 1879. Il a une nouvelle rotule, il peut plier le genou à angle droit. (Whyeth. Medical Record, t. XXI, p. 596, 1882.)

ter. Pas de réaction. Au bout d'un mois le blessé fait quelques pas, après deux mois il marche et reprend son travail, à la fin du quatrième mois sa marche est aisée, la flexion atteint 90°. Mais les fragments sont mobiles l'un sur l'autre, il n'y a pas encore de cal osseux formé. Les fils de la suture n'ont pas été retirés.

OBS. XL. — Walsh. (British med. Journ. 15 décembre 1883, p. 1191.)

Thomas B..., en novembre 1883, tombe du haut d'un toit et se brise la rotule gauche. Walsh l'opère le deuxième jour ; la fracture est comminutive, il y a deux fragments supérieurs, et un fragment inférieur plus petit. On passe le fil à travers le ligament rotulien, Petite hémorrhagie, ligature au catgut. Les fils sont laissés dans la plaie. Le 18 septembre, premier pansement.

Six semaines après l'opération le malade se lève. Depuis il peut fléchir considérablement sa jambe, toutefois il ne peut pas encore se mettre à genoux.

OBS. XLI. (Pozzi, inédite).

Fracture transversale de la rotule chez un aliéné. Suture primitive
des fragments. Guérison.

Alexandre Fréville, 36 ans, garçon couvreur, interné à l'asile Sainte-Anne pour « délire mélancolique avec hallucinations », fait une tentative d'évasion le 1er juillet 1883.

Il saute du sommet d'un mur très élevé, tombe, est immédiatement saisi par les sergents de ville, qui le forcent malgré ses plaintes à marcher pendant un espace de 400 mètres environ.

Les médecins de l'asile constatent une fracture transversale de la rotule gauche. Les deux fragments sont écartés de trois travers de doigts et offrent une mobilité extrême. Il se produit rapidement au niveau du genou un gonflement considérable avec chaleur et rougeur à la peau. Le malade a un peu de fièvre et, sous l'influence du traumatisme, on remarque une poussée de délire aigu, ainsi que cela se passe chez les buveurs. Il est très difficile de faire supporter au malade un appareil contentif quelconque.

Le 10 juillet, l'agitation ayant un peu diminué, on immobilise le membre dans un appareil plâtré, comprenant le pied et allant jusqu'au sommet de la cuisse. A ce moment, les phénomènes inflammatoires ont dsparu, mais il existe toujours du gonflement de l'articulation produit, par de l'épanchement sanguin, un grand écartement des fragments et surtout une mobilité extrême. Il est évident que tous les liens fibreux ont été rompus, tant par le traumatisme, que par la marche forcée qu'il asubie. On sent, avec une grande netteté, à travers la peau qui paraît amincie, l'arête de la surface de section.

L'indocilité absolue du malade qui lui fait arracher tout appareil, la mobilité excessive des fragments indiquant la rupture de toutes les parties fibreuses périphériques, l'amincissement des téguments qui eût rendu toute compression dangereuse, telles furent les principales considérations qui déterminèrent M. Pozzi à pratiquer d'emblée la suture de la rotule. Il ne pouvait douter, en effet, que tout autre mode de traitement n'eût pas empêché la production d'un cal très long produisant l'impotence du membre.

Dans la pensée du chirurgien, l'application de la gouttière plâtrée constituait un temps préliminaire à l'opération elle-même. Celle-ci est pratiquée le 12 juillet.

Le malade est chloroformé, une longue incision transversale est faite au milieu de l'écartement. L'articulation largement ouverte est débarrassée des caillots qu'elle contenait et lavée à la solution phéniquée forte. Les surfaces des fragments osseux sont rouges et saignantes, et leur cassure présente l'aspect saccharin. Le fragment inférieur est plus considérable que le supérieur et présente à son angle externe une petite esquille, adhérente encore par le périoste. (On ne s'en inquiète pas dans la suite de l'opération. Les fragments sont perforés obliquement, de manière à ce que les fils passent exactement au-dessus de la surface cartilagineuse, dans le point où elle est adhérente à l'os. Deux anses de fil d'argent recuits de la grosseur de ceux qui servent à faire la suture de la paroi abdominale dans l'ovariotomie sont aussi successivement placés, chaque anse est fixée en tordant les bouts de fils six fois ; on espère pouvoir les retirer plus tard en déroulant ces six tours de spire.

Pour pratiquer les perforations il a été nécessaire de dégager légèrement les surfaces osseuses à l'aide de deux petites incisions verticales. Il en résulte qu'on a en définitive une incision cruciale d'environ douze centimètres sur quatre.

Avant de serrer les sutures et de fermer l'articulation, on a placé verticalement deux gros drains dont l'extrémité supérieur plonge dans le cul-de-sac sous-tricipital, et dont l'autre extrémité sort à

l'aide d'une contre-ouverture de chaque côté du ligament rotulien.
Sutures de la peau. Pansement de Lister.

NOTA. Avant de commencer l'opération, la région a très exactement été lavée, d'abord au savon, puis à l'eau phéniquée. On ne s'est servi que d'instruments neufs et soigneusement lavés. On n'a pas fait la pulvérisation phéniquée qui est systématiquement abandonnée par M. Pozzi.

L'opération a duré une heure. Dans l'après-midi le malade qui a faim prend du potage et des œufs. Insomnie pendant la nuit. Température normale. Le lendemain on renouvelle le pansement de Lister souillé par un suintement sanguinolent.

Le surlendemain (14 juillet) pouls et température normaux, idées de persécution, le malade menace de se laisser mourir de faim (légers purgatifs).

Le 15 juillet, le pansement est renouvelé, aucun gonflement, aucun écoulement sanguin ni purulent, deux petites taches safran existent seules au niveau des drains. On enlève tous les points de suture de la peau. Réunion parfaite.

Le 17. Le malade refusant absolument toute nourriture, on lui passe la sonde œsophagienne pour l'alimenter.

Le 18. Le pansement est renouvelé, il est très propre. Les tubes à drainage sont retirés, ils contiennent chacun un cylindre fibrineux moulé dans leur intérieur. A partir de ce moment, le malade recommence à manger seul.

Le pansement est renouvelé tous les deux jours jusqu'à l'entière cicatrisation des orifices des drains qui a lieu très rapidement.

Depuis l'opération, la plus forte température observée a été de 37,8.

Les deux fils métalliques de la suture osseuse se sont détachés spontanément : le premier le 10 août, le deuxième le 14 août. Ils se sont cassés l'un et l'autre, probablement par suite des frictions opérées par le malade sur son pansement au niveau du cinquième tour de spire, laissant ainsi sous la peau une anse fermée, dont l'utilité ultérieure a été, comme on le verra, très effective.

15 septembre. On enlève l'appareil plâtré, qui est ainsi resté en place un peu plus de deux mois.

A ce moment, il existe un cal osseux qui réunit linéairement les deux fragments.

Le genou est très raide, et n'est le siège que de mouvements de flexion très limitée. Du reste le malade soulève très facilement sa jambe, et sans se fatiguer.

Dans le but de rendre la mobilité à l'articulation du genou, M. Pozzi endort le sujet et fléchit la jambe à angle droit, pendant la résolution musculaire ; on perçoit alors le bruit de déchirures intra-articulaires.

Le malade est maintenu au lit, et on prescrit à l'interne de renouveler, chaque jour, avec modération, les mouvements du genou. Malheureusement, à la première tentative, le malade entre dans un accès de fureur, qui oblige à le faire tenir par quatre infirmiers, et, au moment, où il tente la flexion, l'interne perçoit nettement un craquement éclatant au niveau de la rotule ; elle venait de se rompre de nouveau sous l'influence combinée de la flexion forcée et de la contracture musculaire.

La mobilité entre les deux fragments est alors manifeste, mais l'écartement qui les séparait primitivement ne s'est nullement reproduit. Ce résultat doit être attribué à la présence des fils métalliques, et semble plaider en faveur de leur abandon dans la plaie.

Les suites de cet accident furent des plus simples : le malade fut simplement maintenu au repos pendant quinze jours ; il recommença ensuite à se lever et à marcher. La jambe était redevenue raide, un cal fibreux très résistant, de moins de 1 centimètre, réunissait les deux fragments. L'atrophie du triceps, considérable, n'a pu être combattue par l'électricité, vu l'indocilité du sujet. Du reste, elle n'entre ici que pour une très faible part dans la claudication légère, qui paraît due tout entière à l'ankylose fibreuse du genou. Comme étiologie de celle-ci, notons l'arthrite traumatique, qui a précédé l'intervention chirurgicale, et la longue application de la gouttière plâtrée, imposée par l'état mental du blessé. Il a été présenté dans cet état à la Société de chirurgie, le 13 décembre 1883 (voir les bulletins et mémoires, t. IX, p. 936).

Depuis lors la rétraction de la cicatrice fibreuse unissant les deux fragments rotuliens s'est encore accentuée, au point qu'il est tout à fait impossible de discerner entre eux le moindre écartement et de déterminer la moindre mobilité. *Le malade marche ou se tient debout toute la journée, sans éprouver la moindre fatigue.*

Observation XLII.

Lister. British med. Journal, 3 nov. 1883. Communication faite à la Société médicale de Londres.)

En octobre 1877 on admit à « King's collège hospital » un homme de 40 ans environ, qui, en tombant de cheval, s'était fait une fracture transversale de la rotule droite.

On essaya d'abord d'attirer en bas le fragment supérieur pour le mettre en contact avec l'inférieur. Pour cela on se servit d'un appareil qui abaissait ce fragment à l'aide de poulies et de poids.

Quatre jours après il existait encore un intervalle d'un quart de puce, on proposa au malade de faire la suture, il préféra rentrer chez lui et se faire soigner par son médecin. Mais huit jours plus tard il revint à l'hôpital demandant à être guéri.

26 Octobre. Quatorze jours après l'accident, incision verticale d'environ deux pouces de long sur la rotule ; en arrivant sur le siège de la fracture, on trouva, entre les fragments, un magma très solide composé de caillots sanguins et de débris de tissu aponévrotique et périostique qui avait rendu impossible le rapprochement des fragments. Après avoir nettoyé l'articulation, les fragments furent obliquement perforés, de façon à faire ressortir le foret sur la surface fracturée un peu au-dessus du cartilage Un fil d'argent suffisamment gros fut placé dans ces trous, et les fragments, ainsi enfilés, furent soigneusement unis. Cependant, avant de les unir, Lister assura le drainage par le procédé que nous avons cité (Chapitre II, p. 16). Sauf un léger trouble immédiatement après l'opération, il n'y eut ni fièvre ni suppuration.

Huit semaines après l'opération on fit une nouvelle incision à travers la cicatrice pour enlever les fils métalliques ; cette nouvelle plaie guérit en quelques jours.

Dix semaines après on permit au malade de se lever, et, bien qu'il n'y ait eu aucun mouvement provoqué, il pouvait mouvoir librement son membre sous un angle d'environ 30°. Il fut renvoyé deux jours plus tard, et depuis il a été malheureusement perdu de vue.

Obs. XLIII. (Lister. Loco citato.)

Le 9 décembre 1859, William T..., commissionnaire, 37 ans, glissa en portant un sac de charbon et sentit céder quelque chose dans son genou, il tomba sans pouvoir se relever.

A son entrée à l'hôpital on constata un fracture transversale de la rotule droite, avec écartement d'un pouce entre les fragments ; l'articulation était le siège d'un épanchement considérable.

Six jours après, incision longitudinale d'environ deux pouces sur la rotule ; les lèvres de l'incision sont maintenues à l'aide d'un écarteur. Dans le trou pratiqué sur chaque fragment on passa un fil d'argent qui fut assujetti par quatre demi-torsions, et ses extrémités furent laissées en saillie à travers les lèvres de la plaie. Même drainage que dans le cas précédent.

Il est inutile d'entrer dans les détails, la courbe de la température montre qu'il y eut, pendant la première quinzaine, ce qu'on peut appeler un état absolument apyrétique. Pendant le reste de son séjour à l'hôpital il y eut deux ascensions accidentelles à 100°5, mais il n'y eut rien de sérieux. La plaie guérit, comme dans le cas précédent, sans suppuration.

Six semaines après l'opération le malade peut se lever.

Après huit semaines, incision à travers la cicatrice pour enlever le fil métallique.

Le 23 février 1875, c'est-à-dire quinze jours plus tard, on enleva les bandes que, par précaution, on avait appliquées sur la jambe. Le malade marchait, fléchissait la jambe à angle droit et pouvait donner un coup de pied.

Le 22 février 1883 le malade fut revu. La rotule paraît parfaitement normale, sauf une légère irrégularité sur le bord externe ; il y a évidemment union osseuse, les mouvements de l'articulation sont parfaits depuis la flexion complète jusqu'à la complète extension ; il peut donner un vigoureux coup de pied. Il déclare que son genou est tout à fait comparable à ce qu'il était autrefois, il porte fréquemment un poids de 220 livres pendant 100 yarts. Il marche sans la plus légère claudication. Sans la présence de la cicatrice linéaire personne ne pourrait dire que cet homme a eu un traumatisme du genou.

Obs. XLIV. (Lister. Loc. cit.)

Le 21 juin 1881, William G..., âgé de 62 ans, glissa pendant qu'il marchait ; ayant voulu placer sa jambe droite en dehors pour se maintenir, il tomba, la jambe fléchie sous lui, il lui fut impossible de se relever. A son entrée à l'hôpital on constate une fracture de la rotule, il y a un peu d'écartement entre les fragments que l'on peut cependant rapprocher sans difficulté ; le genou est très gonflé.

Le 24. Trois jours après l'accident, opération comme dans les cas précédents ; on enleva les caillots et le liquide qui était dans l'articulation. Chez ce malade, pour la première fois, Lister coupa les fils très court et aplatit sur l'os la partie tordue, qui fut recouverte par les lambeaux. Quelques heures après l'opération le malade eu du délire, on craignait un accès de délirium. Il fut calmé par une potion opiacée, il ne présenta pas d'autres accidents. La feuille de température montre qu'il n'y eut pas un instant de fièvre. Le malade se leva six semaines après et il fut montré aux membres du Congrès international. Il fléchissait la jambe à angle droit ; l'extension était complète.

Depuis, M. Lister a appris par l'un de ses amis que cet homme travaillait dans une usine de Birmingham ; il a seulement une cicatrice linéaire sur le genou, il le fléchit aussi bien que l'autre. Il y a union osseuse de la rotule avec une petite dépression. On ne sent pas les fils par le toucher. Comme imprimeur il fait marcher toute la journée, avec sa jambe malade, une pédale qui soulève un poids de 60 livres. Dans la saison humide il ressent une douleur à la place de son ancienne fracture.

Obs. XLV. (Lister. Loc. cit.)

Le 21 octobre 1881, Elisabeth C..., âgée de 67 ans, tombe dans un escalier, la jambe gauche fléchit sous elle et le genou toucha le sol. Portée à l'hôpital, on constate qu'elle a une fracture de la rotule gauche avec un écartement d'un quart de pouce, le genou est chaud et distendu par l'épanchement. On attendit pour opérer que l'inflammation résultant du traumatisme fut calmée, et au bout d'une semaine l'opération fut faite absolument comme dans le cas précédent. Les bouts du fil furent coupés courts et avec un petit marteau on les aplatit sur la rotule. On voit sur la feuille de température que, comme dans les cas antiseptiques, le premier effet de l'opération fut une dépression de la température. Le jour suivant il y eut une petite élévation qui ne dépassa pas 101°, après cela il n'y eut plus aucune trace de fièvre.

Quinze jours après on commença les mouvements passifs. La blessure était alors à peu près fermée, on continua à la panser avec une solution phéniquée.

Trois semaines après l'opération on pouvait fléchir la jambe sans écarter les fragments, mais la malade souffrait un peu.

Un mois après nouveaux mouvements passifs ; la blessure est complètement guérie.

Six semaines après la malade se lève et peut se promener facilement : trois jours après elle quitte l'hôpital.

Le 23 février 1883, la malade est revue : la rotule paraît normale, le fil forme sous la peau une proéminence assez aiguë, mais la peau est mobile sous lui. Les mouvements de l'articulation sont parfaits, depuis la flexion à angle aigu jusqu'à l'extension complète. Elle peut s'agenouiller comme avant, mais alors le fil en soulevant la peau cause un peu de sensibilité ; elle marche comme autrefois et sans boiter.

Obs. XLVI. (Lister. Loc. cit.)

Le 6, janvier 1883, John P..., en descendant d'omnibus, est tombé, son genou portant sur le sol. Reçu le lendemain à King's collège hospital, on constate qu'il a une fracture transversale de la rotule, l'articulation était gonflée. Lister l'opéra le sixième jour, mais il dit que s'il avait cru trouver ce qu'il découvrit, une fois qu'il eut ouvert l'articulation, il se serait abstenu. C'était une fracture comminutive avec un fragment inférieur très petit ; il y avait un fragment de la grosseur d'une noisette, qui était complétement indépendant, et un autre plus petit de moitié qui fut extrait, ce qui, joint à l'âge avancé du malade, ne permettait guère d'espérer la consolidation. Les fragments furent perforés mais, à cause du peu de volume du fragment inférieur, le fil fut passé dans le ligament rotulien et ses extrémités aplaties sur la rotule ; on fit le drainage. Il n'y eut ni fièvre ni suppuration.

Vingt-cinq jours après l'opération le malade était presque guéri, la flexion se fait à 30°, l'extension est complète. Un mois après l'opération la plaie est guérie ; la flexion atteint 40°. Au bout de deux mois le malade qui marchait, et qui marchait bien, quitta le service. Depuis il se sent plus fort chaque semaine, on pourrait même dire chaque jour. Il est surprenant de voir que cet homme ait une rotule complète, car le fragment inférieur était très petit. Il y a eu sans doute une régénération osseuse considérable aux dépens du périoste, car, entre le fil et le bord inférieur, on sent un fragment très consistant uni au fragment supérieur de façon à constituer une bonne rotule.

CONCLUSIONS.

I. L'ouverture de l'articulation du genou et la suture
de la rotule dans les fractures transversales paraissent
indiquées :

A. Dans les fractures anciennes avec cal fibreux et
impuissance fonctionnelle du membre, rendant au
malade impossible ou difficile l'exercice de sa profession ;
dans les cas de déchirure du cal fibreux.

B. Dans les fractures récentes, lorsqu'il y a plaie com-
muniquant avec l'articulation ; lorsqu'il existe un grand
écartement et beaucoup de difficulté pour rapprocher les
fragments ; lorsque l'interposition de caillots volumineux, de lambeaux aponévrotiques entre les fragments
rend leur coaptation impossible. Dans les cas d'agitation extrême du malade.

II. Aucun chirurgien ne doit se croire autorisé à
faire une pareille opération à moins qu'il ne soit certain
de pouvoir employer toutes les précautions antiseptiques reconnues nécessaires par l'expérience ; car :

A. Aucun accident grave n'est arrivé aux chirurgiens
qui, en faisant cette opération, ont pris rigoureusement
toutes les précautions antiseptiques.

B. Toutes les fois qu'il a été possible d'avoir des détails sur les accidents survenus, on a acquis la convic-
tion que ces accidents étaient dus, ou à l'état grave des
malades, ou à l'omission de certaines précautions antiseptiques très importantes, bien qu'elles paraissent des
mesures accessoires ou de détail.

III. Les résultats obtenus au point de vue fonctionnel doivent être divisés en deux groupes.

A. Lorsqu'il n'y a pas d'accidents après l'opération, ils sont généralement plus rapides et supérieurs à ceux obtenus par les autres procédés et par les appareils de prothèse.

B. La suppuration et la réaction, lorsqu'elles suivent l'opération, en retardent les bons effets, mais n'empêchent pas que l'on n'obtienne parfois de très bons résultats, et toujours un état bien préférable à celui qui existait avant l'intervention.

INDEX BIBLIOGRAPHIQUE

Revue médico-chirurgicale de Malgaigne, t. X, p. 339, 1851.

Bulletin de la Société de chirurgie de Paris, t. III, 2ᵉ série, p. 172, 461, année 1862.

Revue de chirurgie, t. II, p. 51. Poinsot (de Bordeaux), 1882.

VALTAT. — Thèse de Paris, t. XXV, p. 136, 1877.

VULPIAN. — Leçons sur l'appareil vaso-moteur, t. II, p. 328, 1875.

Union médicale. Clinique chirurgicale de la Pitié, 29 nov., 1ᵉʳ décembre 1883.

LECLERCQ. — Thèse de Paris, t. XII, 1882.

FRANÇON. — Thèse de Lyon, 1882.

Rapport du Dᵣ Chauvel. Bulletin de la Société de chirurgie de Paris, t. IX, nᵒˢ 10, 11, 1883, 5 janvier 1884, séance du 7 nov. 1883.

Dictionnaire encyclopédique, article Rotule, Berger.

GOSSELIN. — Clinique Chirurgicale de la Charité, t. I, p. 549. 1879.

LUCAS-CHAMPIONNIÈRE. — Chirurgie antiseptique, 1880.

The medical Record, New-York. Fracture of the patella, By John a Whyeth, t. XXI, p. 596. Thomson, rupture of the Knee-Joint, t. XXII, p. 245, 1882.

Archiv für klinische Chirurgie, von Dᵣ B. von Langenbeck, t. XXVI, p. 287, 1881, ch. XIV. Zur antiseptischen Knochennaht bei geschlossenem Querbruch der Kniescheibe, von Dᵣ Pfeil-Schneider.

Deutsche medicinische Wochenschrift, nᵒ 18, 19, 20, 1883, Nath einer patellafractur, von Dᵣ Wahl.

British medical Journal, 3 nov. 1883. Medical Society of London. Communication de M. le professeur Lister.

The Lancet medical, 11 nov. 1883. Medical Society, Réponse à M. le professeur Lister.

British medical Journal, 9 nov. 1883. Clinical Society of London. Communication de M. le Dᵣ Turner.

British med. Journ., 15 décembre 1883. Dᵣ Walsh.

MAC CORMAC. — Traduction du Dᵣ Lutaud. Manuel de chirurgie antiseptique, p. 176, 1881.

Œuvres réunies de Lister. Traduction du Dᵣ Borginon, 1882.

Paris. — A. PARENT, imp. de la Fac. de médec., A. DAVY successeur,
52, rue Madame et rue M.-le-Prince, 14.

IMPRIMERIE DE LA FACULTÉ DE MÉDECINE

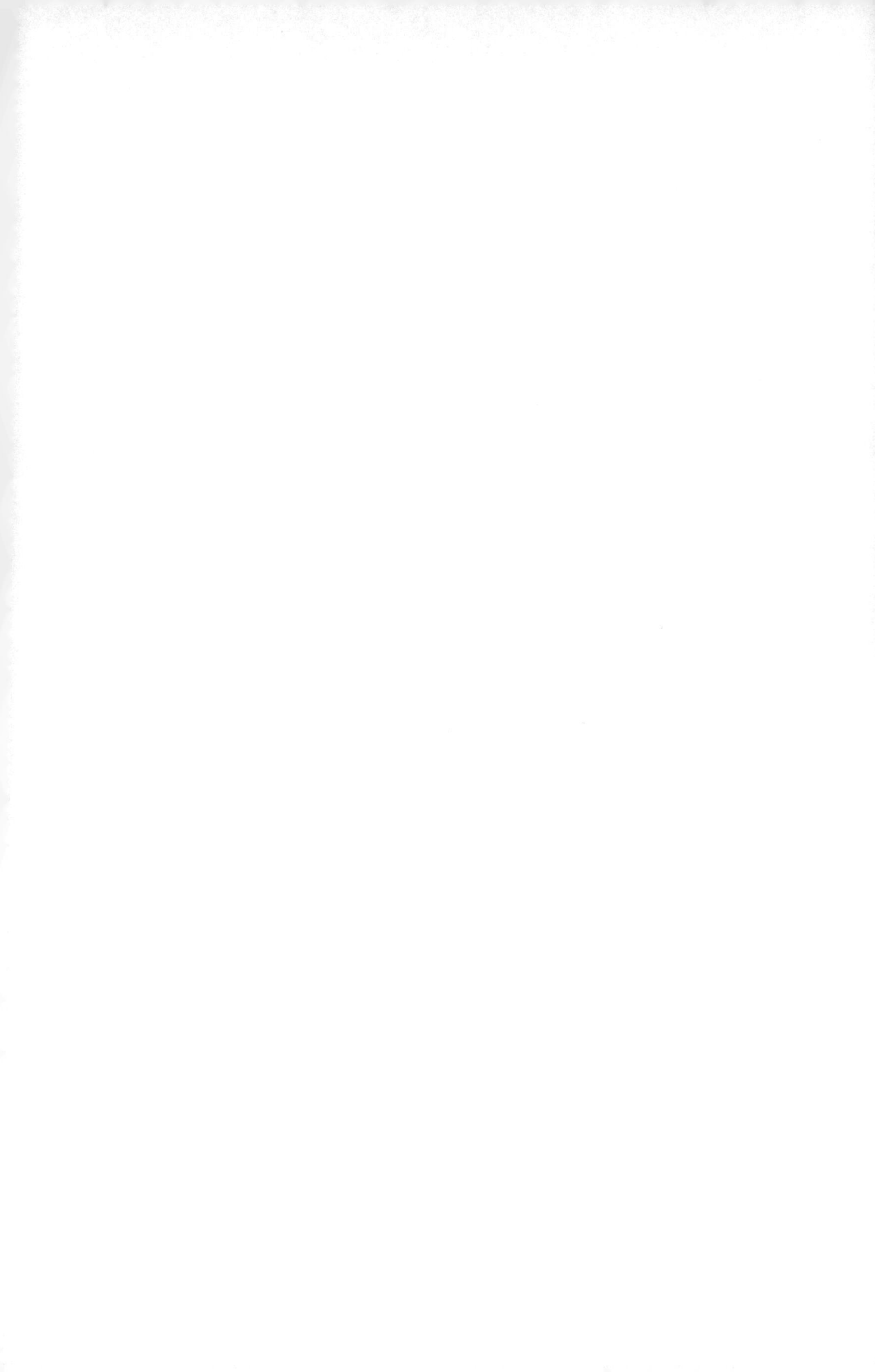